LE
VAL-DE-GRACE

HISTOIRE

DU

MONASTÈRE ET DE L'HOPITAL MILITAIRE

PAR

LE Dr SERVIER

MÉDECIN PRINCIPAL DE 1re CLASSE
PROFESSEUR A L'ECOLE DU VAL-DE-GRACE
MÉDECIN CHEF DE L'HOPITAL, EN RETRAITE.

PARIS

G. MASSON, ÉDITEUR

LIBRAIRE DE L'ACADÉMIE DE MÉDECINE

120, boulevard Saint-Germain, 120

1888

LE

VAL-DE-GRACE

LE
VAL-DE-GRACE

HISTOIRE

DU

MONASTÈRE ET DE L'HOPITAL MILITAIRE

PAR

LE Dr SERVIER

MÉDECIN PRINCIPAL DE 1re CLASSE
PROFESSEUR A L'ECOLE DU VAL-DE-GRACE
MÉDECIN CHEF DE L'HOPITAL, EN RETRAITE.

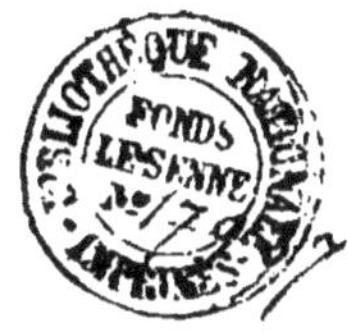

PARIS

G. MASSON, ÉDITEUR

LIBRAIRE DE L'ACADÉMIE DE MÉDECINE

120, boulevard Saint-Germain, 120

1888

HISTOIRE

DU

MONASTÈRE DU VAL-DE-GRACE

Sur l'emplacement qu'occupe aujourd'hui l'hôpital militaire du Val-de-Grâce on voyait, vers la fin du treizième siècle, une sorte de châtellenie, maison de plaisance et de rapport, appartenant à Charles de Valois, troisième fils de Philippe le Hardi. On l'appelait alors le fief de Valois, plus tard on l'appela aussi hôtel du petit Bourbon, noms conservés jusqu'au jour où l'habitation seigneuriale est devenue le monastère des dames bénédictines de Notre-Dame du Val-de-Grâce.

De qui le prince Charles avait-il hérité, de qui tenait-il ce très important fief? Nous ne le savons pas. Les renseignements historiques remontent jusqu'à Charles de Valois, mais s'arrêtent à lui. De ce qui se passait en ces lieux, de ce qui existait avant lui nous ne savons rien. C'est donc pour nous à Charles de Valois que commence l'histoire du Val-de-Grâce.

De la maison de ce prince le fief de Valois passa

dans la maison de Bourbon. Nous ignorons également à quelle époque précise la transmission s'opéra. Ce qui est certain, c'est que Louis II, duc de Bourbonnais, comte de Clermont, en était en 1398 le possesseur en titre. Nous en avons pour preuve son testament, daté de cette année 1398, par lequel il fonda aux Jacobins, où quelques-uns de ses ancêtres étaient enterrés, cinq services solennels par an, et tous les jours une messe pour le remède de leurs âmes. Le legs destiné à subvenir aux frais de ces services religieux fut de 600 francs d'or, avec quatre queues de vin et deux muids de froment, payés et fournis chaque année par le concierge et le fermier de sa maison, l'ancien fief de Valois. Il est dit que ce fief contenait alors un grand clos de vignes et plusieurs arpents de fortes terres labourables.

En 1500, Pierre II, duc de Bourbonnais, aliéna ce domaine pour un certain temps, le donnant à Imbert de la Plastrière, doyen de Nevers, conseiller au Parlement, sa vie durant, à la charge de payer aux Jacobins les mêmes redevances. Puis le fameux connétable de Bourbon en devint propriétaire, car le fief faisait partie des biens considérables que lui apportait en dot la fille de ce Pierre II, sa cousine Suzanne, qu'il épousa en 1505.

Dix-huit ans après, en 1523, le connétable de Bourbon, exaspéré par les humiliations dont on l'avait abreuvé, passa à l'ennemi. Les biens du traître furent confisqués, et, chose humiliante pour la dignité humaine, ils vinrent enrichir celle même qui avait été la cause de la défection du connétable, l'artisan de ses mauvaises œuvres, la reine mère Louise de Savoie. Elle eut le triste courage de demander à son fils François Ier les dépouilles du banni, et le roi les lui abandonna.

C'est vraiment un spectacle lugubre que celui de cette reine de quarante-cinq ans, férue d'une passion sans pitié pour un jeune et brillant capitaine qu'elle poursuit de son amour enragé, puis, dédaignée, d'amoureuse éhontée devenant furie acharnée et vengeresse. Quand elle a réussi à lui faire perdre l'intelligence et le sentiment de l'honneur, que le persécuteur est devenu un traître, elle se fait donner la fortune de sa victime. Tout n'était pas perdu pour elle : où l'amour n'avait rien obtenu, l'avarice trouva son compte.

La reine Louise ne conserva pas bien longtemps son fief du petit Bourbon, comme on l'appelait alors. En 1528 elle le donna à son médecin, Jean Chapelain. Quel put être le motif de cet acte de générosité? Ce bien, vilainement acquis, lui brûlait-il les mains? On peut en douter, car les mains des avares sont durement cornées. Je ne voudrais pas faire d'injurieuses suppositions sur le caractère de ce confrère des temps reculés, et pourtant, malgré moi, je crains fort qu'il n'ait pas eu la puissance de résistance du connétable de Bourbon. Sa royale cliente était une sordide avare, l'histoire le raconte, pour devenir ainsi prodigue envers cet homme ne fut-elle poussée que par la simple reconnaissance? Et encore reconnaissance à un médecin! La chose n'est pas commune.

Le sieur Chapelain se conduisit en bon père de famille, il conserva sagement ce bien tombé de la couronne, et le transmit intact à ses enfants. Ceux-ci le gardèrent pendant un siècle environ. Sans doute, ils tiraient de leurs terres un honnête revenu, mais ils cherchaient aussi des profits dans la location de leur immeuble, comme on dirait aujourd'hui. Ainsi, en 1611, ils louèrent la maison à M. de Berulle qui y rassembla les premiers prêtres de l'Oratoire ; ceux-ci l'occupèrent jusqu'en 1616, et l'ont quittée pour aller s'établir à l'hôtel du Bouchage, rue Saint-Honoré.

Au départ de ces prêtres, l'héritage paternel ne devait plus rester que pendant peu d'années aux mains des descendants de Chapelain ; il devait aussi perdre son double nom de fief de Valois et de petit Bourbon, pour le changer contre celui de Val-de-Grâce qu'il a gardé jusqu'à nos jours. Il fut vendu, le 9 mai 1621, au prix de trente-six mille livres. Voici dans quelles circonstances.

La reine Anne d'Autriche, on le sait, n'était certes pas heureuse avec son singulier mari. A peine âgée de dix-huit ans, plus délaissée qu'une veuve, il lui fallait chercher des consolations, des distractions aussi, en dehors de ses lugubres appartements. Espagnole, âme religieuse, esprit dévot, mais intelligence peu cultivée et médiocrement curieuse, elle demanda aux pratiques pieuses un soulagement à sa peine. Les affligés trouvent une douceur reposante dans le recueillement des églises. Les admirables cérémonies de notre culte catholique sont une joie pour les vrais croyants, et un charme pour les simples rêveurs, les amoureux de l'antiquité païenne.

Or, le 21 mai de l'année 1619, une abbesse devait être bénite dans l'église des Carmélites du faubourg Saint-Jacques; c'était la mère Marguerite de Véni d'Arbouze de Sainte-Gertrude. Le spectacle d'une pareille bénédiction était un de ceux auxquels la jeune reine ne pouvait manquer d'assister. La nouvelle abbesse se montra si touchante, si noble, si digne, si convaincue, si attendrie, que la reine fut absolument séduite. Aussi, après la cérémonie, elle la fit monter dans son carrosse voulant la reconduire elle-même à son vieux monastère. La mère Marguerite d'Arbouze avait pris le cœur d'Anne d'Autriche.

Ce monastère, situé à Bièvre-le-Châtel, environ a trois lieues de Paris, était connu sous le nom de maison du Val-Profond de l'ordre de Saint-Benoit. C'était une abbaye très ancienne; on ignore la date de sa fondation. Lemaire la fixe dans le IX⁰ siècle, mais un peu arbitrairement, car les monuments qui en font mention ne remontent qu'au commencement du XII⁰ siècle. Toutefois, la tradition des religieuses confirmait l'opinion de Lemaire, car dans les lettres d'amortissement accordées par Henri II, au mois de juillet 1549, ces dames avancent que leur maison est fondée depuis plus de cinq cents ans. La reine Anne de Bretagne, femme de Charles VIII d'abord, puis de Louis XII, prit cette abbaye sous sa protection, et, en même temps qu'elle lui unissait la congrégation de Chazel-Benoist,elle changea son nom contre celui de Val-de-Grâce de Notre-Dame de la Crèche.

D'autres disent que ce fut l'évêque Étienne Poucher qui lui donna ce nouveau nom, comme souvenir de la grâce toute particulière qu'il avait faite à l'abbaye en y apportant une réforme que certains dérèglements avaient rendue nécessaire.

Il est dans l'ordre des choses de ce monde que le fonctionnement de toutes les organisations, si solides qu'elles paraissent, soit troublé par intervalles sous des influences étrangères. Les couvents eux-mêmes n'échappent pas à cette loi fatale. Les chroniques nous apprennent que plus d'une fois le désordre a largement régné dans l'abbaye du Val-Profond. En 1513 les religieuses se trouvèrent réduites seulement à quatre, « dans un désordre qui ne peut s'exprimer. » Ce fut alors qu'Étienne Poucher, ramenant les égarées, apporta à la communauté dissipée le puissant secours de son zèle ardent et de son énergique volonté. Il réussit à faire rentrer les religieuses dans le sentier du devoir, et à les soumettre à l'observance des règles de leur ordre.

Cependant, assez longtemps après, la sainte maison s'abandonna de nouveau à un facile relâchement. La mère Marguerite de Véni d'Arbouze, pourvue de cette abbaye en 1618 par le roi Louis XIII, entreprit d'y rétablir l'ordre ; elle amena avec elle deux religieuses de Montmartre, et les efforts convaincus de ces trois dignes personnes furent couronnés d'un plein succès.

Voilà, en quelques mots, l'histoire de la maison dans laquelle Anne d'Autriche venait de reconduire sa nouvelle amie. Mais si les choses s'y présentaient

en parfait état au spirituel, il n'en était pas de même
au temporel. Les murailles du couvent tombaient
doucement en ruines, les bâtiments réclamaient des
réparations bien justifiées. Ce monastère, qui avait
pû renfermer plus de cent cinquante religieuses,
offrait à la vue un aspect misérable. Un furieux dé-
bordement de la Bièvre avait renversé les murs de
clôture sur une longue étendue. Il était temps d'avi-
ser.

Après sages conseils et mûres délibérations, il fut
décidé que le monastère, abandonnant la campagne,
serait transféré dans un faubourg de Paris. Restait à
faire le choix d'une habitation convenable. Le fief de
Valois ou petit Bourbon parut présenter les meil-
leures conditions désirées, et l'abbaye résolut d'en
faire l'acquisition. Je ne sais pas si la question d'ar-
gent fut sérieusement agitée, en tout cas la reine
Anne d'Autriche la trancha libéralement. Le
7 mai 1621, elle acheta aux descendants de Chape-
lain, au prix de trente-six mille livres le fief de Valois
avec ses dépendances, et le céda aux bonnes sœurs
en se portant comme fondatrice du monastère. Le
roi Louis XIII, ne voulant pas demeurer en reste, fit
don des droits seigneuriaux.

Ça a toujours été un goût particulier chez les reines
de se faire bienfaitrices et fondatrices de monastères.
Anne d'Autriche imitait sa belle-mère, Marie de
Médicis, laquelle s'était dite aussi fondatrice de
l'abbaye de Port-Royal de Paris, lorsque les reli-
gieuses quittèrent leur maison des champs, de la
vallée de Chevreuse, pour venir s'établir dans le

faubourg Saint-Jacques. Il est vrai que Marie de Médicis ne put offrir à Port-Royal que sa puissante protection, tandis qu'Anne d'Autriche apporta des espèces sonnantes.

On s'empressa de mettre la maison en état de recevoir les saintes filles qui devaient bientôt l'habiter. Le 21 septembre de la même année tout était prêt, et la translation de la communauté d'une maison à l'autre put s'exécuter ce jour-là. L'abbé Denis le Blanc, vicaire général de Paris, fit en grandes cérémonies la bénediction du nouveau monastère, sous le titre que portait déjà l'ancien, d'abbaye du Val-de-Grâce de Notre-Dame de la Crèche.

Deux ans après, le 27 mars 1623, une bulle, un bref du pape Paul IV, établit la mère Marguerite d'Arbouze supérieure de ce monastère du Val-de-Grâce. C'était, en même temps que la consécration de ce nouvel ordre de choses, une politesse du pape à la reine Anne d'Autriche.

Sans doute les religieuses jouirent d'abord des avantages de leur nouvelle installation dont, comme tout récent propriétaire, elles ne voulaient pas voir les défauts. Cependant elles durent reconnaître, à l'usage, que ces maisons construites pour les seigneurs châtelains, leur famille et leur suite, ne présentaient pas les commodités nécessaires à une communauté de femmes. Elles eurent encore recours à leur protectrice, très désireuse de compléter son œuvre, et, à côté de leur demeure, comme suite aux bâtiments déjà existants, elles commencèrent à faire construire un monastère régulier, la reine s'étant engagée à payer de ses propres deniers la moitié des dépenses. La première pierre du nouveau cloître fut posée, par Anne d'Autriche elle-même, le 3 juillet 1624.

Alors s'écoule une période de vingt ans environ pendant laquelle on ne fit pas grand bruit autour du Val-de-Grâce. Il se passa quelques affaires d'intérieur qui n'ont pas pour nous un très grand intérêt. Sur la demande de l'abbesse elle-même, Mme Véni d'Arbouze, le roi décréta, par lettres du mois de mars 1621, que les abbesses ne seraient plus nommées par lui, mais élues par les religieuses *tant qu'elles vivraient dans l'observance des règles de leur ordre*. Le grand conseil, en vérifiant ces lettres du roi, ordonna, par arrêt du 21 février 1622, que l'élection se ferait de trois ans en trois ans, et que l'abbesse élue prendrait ses lettres de confirmation du roi. Cette dernière clause fut abrogée par de nouvelles lettres patentes du roi, données au mois de mars 1622, et enregistrées au grand conseil, le 6 juin de la même année.

La nomination des abbesses par les religieuses elles-mêmes était chose fort importante, les sœurs restant ainsi maîtresses de conserver les façons d'agir et de penser, les coutumes traditionnelles de leur ordre, en appelant une d'entre elles, imbue de leur esprit, à la direction de l'abbaye; tandis qu'une étrangère imposée, ignorante des errements de la maison, pouvait tout bouleverser par l'application d'idées nouvelles, quelquefois subversives.

Il se passa plusieurs années sans que la mère Marguerite d'Arbouze pût faire élire une autre abbesse à sa place. Enfin, le 7 janvier 1626, après sept ans de gouvernement, elle fut remplacée par Mme Louise de Milley, ou de Milli, nommée tout d'une voix par la communauté. Sept mois plus tard, le 16 août 1626, la mère Véni d'Arbouze mourait à Sery, près de Dun-le-Roy, aujourd'hui Dun-sur-Auron, à une petite distance de Bourges, où elle était allée, dans son zèle infatigable, pour réformer quelques monastères. Ses dépouilles mortelles, rapportées à Paris, furent placées dans un caveau, sous le chœur des religieuses, puis, quand l'église fut construite, on les transféra dans une des chapelles de ce beau monument.

En 1640, les religieuses vendirent leur ancien monastère du Val-Profond à Paul Payen, trésorier de France dans la généralité d'Orléans.

Cependant deux grands événements s'étaient passés en France; leur influence, qui s'exerça sur la nation entière, se fit sentir aussi sur les destinées plus modestes de l'abbaye du Val - de - Grâce. Louis XIV était né le 5 septembre 1638, et Louis XIII était mort le 14 mai 1643. La reine mère devenait régente et aussi, détail intéressant, maîtresse des finances du royaume.

Elle résolut alors de mettre à exécution le vaste projet caressé depuis longtemps dans son esprit dévot, de construire un superbe monastère pour les religieuses du Val-de-Grâce, et d'élever à Dieu un temple magnifique, en reconnaissance de la naissance du fils qu'elle avait eu après vingt-deux ans de stérilité.

Le célèbre Mansard, architecte de la couronne, fut chargé d'établir et de dresser les plans et les dessins de l'église et du monastère.

Le 21 février 1645 les chantiers pour la construc-
tion de l'église furent ouverts, et on commença les
fouilles dans les terrains destinés à recevoir les fon-
dations. Dès ce début, Mansard rencontra les plus
difficiles conditions. Là se trouvent, en effet, les cata-
combes, qui se composent en ce point de trois étages
de carrières superposées. Un plan de ces carrières,
que possède la bibliothèque nationale, peut-être pos-
térieur à Mansard, peut-être tracé par lui-même,
montre bien les extraordinaires difficultés que les
architectes eurent à surmonter. Il fallut creuser des
puits assez profonds pour atteindre la roche solide,
établir de puissants morceaux de maçonnerie pour
soutenir les bas-fonds.

Cependant les fondations furent fixées et le
1er avril 1645 le jeune roi, âgé de sept ans, conduit
par sa mère vint, en grande pompe, poser la pre-
mière pierre de l'église. La cérémonie se fit avec un
très brillant apparat, un luxe merveilleux de cortège,
de costumes, d'ornements. On en trouve la complète
description dans les écrits du temps. La chose n'a
pour nous qu'un médiocre intérêt.

Une médaille d'or de neuf centimètres et demi de
diamètre, du poids d'un marc trois onces, frappée à
cette occasion, fut placée et scellée dans la première
pierre. On peut en voir un exemplaire en or aux
cabinets des médailles de la Bibliothèque nationale,
et un autre, en fonte de cuivre, à la Monnaie. Elle
représente la reine Anne d'Autriche tenant le jeune
roi dans ses bras, et, sur le revers, la façade de
l'église du Val-de-Grâce. Cette inscription court sur

les bords de la médaille : Anna D. G. FR. NAV.
REG. RER. MATER LVD. XIV. D. G. FR. ET.
NAV. REG, CHR. Anne, par la grâce de Dieu,
reine régente de France et de Navarre, mère de
Louis XIV, par la grâce de Dieu, roi très chrétien
de France et de Navarre. Au revers, on peut lire :
OB. GRATIAM. DIV. DESIDERATI. REGII.
ET. SECVNDI. PARTVS. 15 sept. 1638. Pour la
naissance du roi longtemps désiré et de son frère; ou
bien, car ce latin prête à l'ambiguité : pour la nais-
sance du roi et l'heureux accouchement de la reine.
Vu la date, antérieure à la venue au monde du duc
d'Orléans, j'estime que la dernière version est préfé-
rable.

Les travaux avançaient, et les murs de l'église
s'élevaient déjà à neuf pieds au-dessus du sol, lorsque
la direction des travaux fut retirée à Mansard. Que
s'était-il passé? On ne le sait pas très bien. La tradi-
tion nous représente Mansard comme manquant de
toute souplesse de caractère. Il est probable qu'il se
montra raide et absolu dans ses idées, qu'il ne voulut
rien entendre aux observations qu'on lui présentait,
qu'il ne voulut consentir à aucune des concessions
qu'on lui demandait. On raconte, en effet, que la
reine trouva extrêmement élevé le chiffre des dépenses
déjà faites, qu'elle s'en plaignit un peu à Mansard,
l'engageant à apporter telles modifications qui per-
mettraient de continuer les choses avec une certaine
économie. A quoi l'architecte aurait répondu qu'il ne
voulait rien changer à ses plans, qu'il n'entendait pas
qu'on entravât, en quoi que ce fût, sa liberté d'action, et

que s'il faisait des modifications, ce serait dans le cas
où une conception nouvelle lui paraîtrait supérieure à
celle qui l'avait guidé d'abord, et qu'alors il ne se
gênerait nullement pour renverser ce qui serait déjà
élevé, et tout reconstruire sur un nouveau plan. C'était
à prendre ou à laisser. On le laissa.

Mansard, ainsi éconduit, se vengea de la plus ingé-
nieuse façon, en véritable artiste. Il décida Henri du
Plessis de Guénegaud, secrétaire d'État, à se faire
construire une chapelle particulière dans son château
de Frène, à sept lieues de Paris, et là, il reproduisit
en petites proportions l'église du Val-de-Grâce telle
qu'elle devait être d'après ses plans. Les meilleurs
connaisseurs disaient alors que cette église en minia-
ture était le plus joli morceau d'architecture du
royaume.

Saint-Victor, dans son tableau historique et pitto-
resque de Paris, contredit ce jugement. Il trouve que
ce monument, dont la partie la plus remarquable est
un dôme sur pendentifs, n'offre rien d'extraordinaire
que la singularité de son exécution sur une si petite
échelle ; il n'a que dix-huit pieds de diamètre.

Cette chapelle n'existe plus. Elle devint la pro-
propriété du marquis d'Aguesseau, et resta dans sa
famille jusqu'en 1826 ; puis elle passa par héritage à
la comtesse de Ségur, et celle-ci la vendit à une société
de spéculateurs, la bande noire, qui la fit démolir pour
utiliser les matériaux.

Mansard, après sa retraite forcée, fut remplacé
par Jacques Le Mercier, architecte de grand mé-
rite, qui eut la sagesse et la modestie de ne

rien bouleverser , et de continuer les travaux en suivant les dessins de son prédécesseur. Cependant Le Mercier, et son inspiration fut heureuse, ajouta aux plans primitifs cette élégante et harmonieuse chapelle qui fait suite au chœur de l'église, dite chapelle du Saint-Sacrement. Il éleva la construction jusqu'à la hauteur de la corniche de la nef. Mais alors, en 1651, les travaux durent être forcément arrêtés, à cause des troubles du royaume.

Trois années se passèrent pendant lesquelles les chantiers demeurèrent déserts. La guerre civile produisait ses effets. Mais en 1654, le calme paraissant suffisamment rétabli, on put se remettre à l'œuvre. Le Muet fut chargé de reprendre et continuer les ouvrages commencés. L'architecte Le Mercier était mort dans les premiers mois de cette année 1654. Le Muet se trouvait très au fait, au courant de toutes les choses de la construction de cette église, car il y avait travaillé sous la direction de Mansard et de Le Mercier. Je ne sais pour quelles raisons, car il ne passe pas pour avoir été infime dans son art, ayant donné les plans des châteaux de Luynes, de Laigle, de Beauvilliers, aussi de l'église des Petits-Pères, ayant écrit trois ouvrages sur, l'architecture, je ne sais pour quelles raisons, dis-je, il fut trouvé insuffisant, paraît-il. Ce qui est sûr, c'est qu'un homme du métier, qui arrivait de Rome avec une grande réputation de connaissances et d'habileté, Gabriel Leduc, fut désigné bientôt comme premier architecte du monument en construction. Il eut soin de conserver la précieuse collaboration pratique de Le Muet.

C'est donc Gabriel Le Duc qui a achevé la belle église du Val-de-Grâce, église qui, d'après Ruprich-Robert, est la plus remarquable des productions de son époque. L'honneur de l'avoir élevé doit revenir à Mansard, car, à part quelques modifications de détail, ses successeurs ont continué fidèlement son œuvre, ont suivi les indications de ses plans et de ses dessins, ont respecté toutes les dispositions générales qu'il avait fixées d'avance.

Ruprich-Robert fait une remarque très intéressante, c'est qu'il ressort de l'examen des pierres du monument, qu'elles ont été taillées, terminées, avant d'être posées. Ce fait est facilement appréciable, paraît-il, pour un observateur technique. Si les pierres étaient ainsi préparées ça ne pouvait être que d'après un plan arrêté, et elles n'auraient pas pu convenir à une construction conduite d'après un autre modèle.

Mansard avait fait ensemble le plan de l'église et du monastère. L'élévation de ce dernier monument ne fut pas commencée en même temps que celle de l'autre, mais seulement dix ans après. Le jeune roi Louis XIV avait posé la première pierre de l'église, son jeune frère, le duc d'Orléans, posa la première pierre du monastère, le 27 avril 1655. La construction du monastère se poursuivit régulièrement, et ne donna lieu à aucun incident. Elle fut achevée, disent les auteurs, en 1662, et celle de l'église en 1665.

Nous devons indiquer ces dates ainsi fixées par les divers historiens de la ville de Paris, les accepter comme relativement justes, mais il est sûr qu'elles ne sont pas absolument exactes. La preuve en est dans les dernières recommandations de la reine Anne d'Autriche, à son lit de mort, et dans certaines clauses de son testament. Se croyant sur le point de mourir, elle pria instamment son fils Louis XIV de faire achever le Val-de-Grâce. Son testament porte l'indication de deux sommes, de deux cent mille francs chacune, pour l'achèvement du Val-de-Grâce. Or, elle mourut le 20 janvier 1866. Il est probable que les dates citées sont celles de la terminaison du gros œuvre. Et puis, que ces bâtiments fussent complètement construits en 1665, ou un an ou deux plus tard, il ne nous importe vraiment pas beaucoup.

Les religieuses, on le comprend, devaient être envieuses de profiter le plus tôt possible des avantages de la nouvelle installation. Quelques parties de l'église furent ouvertes au culte avant que celle-ci pût l'être dans sa totalité. Le 29 janvier 1662, J.-B. Conti, doyen de Paris, bénit le chœur des religieuses, l'avant-chœur et la tribune qui est au-dessus; ces dames purent y dire matines tous les jours.

Plus tard, le 21 mars 1665, eut lieu une imposante cérémonie pour la première messe dite dans l'église du Val-de-Grâce, non pas au maître-autel, qui n'était pas encore élevé, mais dans une chapelle latérale. Un autel fut dressé dans la chapelle Sainte-Anne, on y porta le tabernacle et les ornements du chœur des religieuses; de larges et belles tentures furent suspendues, étalées tout autour. L'abbé Jean Gosselin, confesseur des nonnes, bénit la chapelle. La première messe, à laquelle assistait la reine Anne d'Autriche, déjà bien malade, fut célébré par Hardouin de Pèrefix de Beaumont, archevêque de Paris. Le lendemain, une deuxième messe fut dite par François Faure, évêque d'Amiens. La reine y assista également. Depuis, les services religieux continuèrent régulièrement. Cependant l'église n'était pas consacrée, ce qui prouve bien qu'il manquait encore quelque chose à son complet achèvement. Elle n'a été consacrée que longtemps après, en 1710, ainsi que l'indique une inscription que l'on voit dans la profonde embrasure de la fenêtre qui s'ouvre au-dessus de la porte de la sacristie. Cette église a été consacrée par Mgr François-René de Bauvau, évêque de Tournay, le 29 septembre 1710.

L'église du Val-de-Grâce est un admirable monument que l'on apprécie mieux à mesure qu'on le regarde davantage, dans lequel à chaque nouvelle visite on découvre des beautés nouvelles. Nous avons vu que plusieurs architectes se sont employés à sa construction : François Mansard, Le Mercier, Le Muet, Gabriel Le Duc. Le nom de Val Broutil est indiqué aussi par Jaillot et par Ruprich-Robert, mais comme celui d'un conducteur de travaux plutôt que d'un architecte, n'ayant fait qu'un court passage dans les chantiers.

Les sculpteurs de notre église sont François et Michel Anguier, Philippe Buyster, Thomas Regnauldin, Pierre Sarrazin ; et les peintres, Pierre Mignard, Philippe et Jean-Baptiste de Champagne.

Sur la corniche de la façade on lit cette inscription, composée par Quinet, intendant des inscriptions des

édifices royaux : JESU NASCENTI VIRGINIQUE MATRI.
Les puristes la déclarent irrégulière, car un temple
catholique doit être dédié à Dieu seul. En tant que
puristes ils ont raison. C'est une faute ecclésiastique
d'avoir dédié l'église à Jésus naissant, *et à la Vierge
sa mère;* il fallait mettre : à Jésus naissant, *sous
l'invocation* de la Vierge sa mère.

Autrefois, la façade était ornée de six statues :
deux dans les niches inférieures, deux dans les
niches supérieures , et deux en plein air aux
extrémités de la corniche. Aujourd'hui on ne
trouve plus que les deux statues des niches d'en bas,
de saint Benoît et de sainte Scholastique. Elles sont
modernes, remplaçant deux statues des mêmes saints
par François Anguier, qui ont été brisées par les
iconoclastes de 93.

Un écusson aux armes écartelées de France et
d'Autriche occupait l'espace arrondi où l'on a
placé le cadran de l'horloge. Les jolis anges qui sou-
tenaient ce royal écusson, aujourd'hui condamnés à
supporter un objet bien vulgaire, sont dus au ciseau
de Thomas Regnauldin.

Dans la nef de l'église, les bas-reliefs, et les médail-
lons de la sainte Vierge, de saint Joseph, sainte
Anne, saint Joachim, sainte Élisabeth, saint Zacharie,
ainsi que les archivoltes surmontées de bas-relief
représentant les vertus sont de François Anguier.

La composition de l'ensemble du maître-autel est
partout attribuée à Gabriel Le Duc, j'ai vu pourtant
dans Sauval que le chevalier Bernin en aurait
fourni les dessins. Anne d'Autriche voulut que la dé-

coration se rapportât à la naissance de l'Enfant-Jésus, par allusion à celle de Louis XIV, et qu'on représentât une étable très richement ornée pour relever la pauvreté de celle où le Christ était né. Le beau groupe, en marbre, de la nativité du Christ fut exécuté par François Anguier, c'était son chef-d'œuvre. Ce groupe, qui n'est pas celui qu'on voit aujourd'hui, a son histoire. Afin de le conserver, d'éviter qu'il fût brisé par la tempête révolutionnaire, Alex. Lenoir le fit transporter au Musée des Petits-Augustins, qu'il avait installé pour la conservation des œuvres d'art. Quand le calme fut rétabli dans notre pays il dut retourner aux édifices religieux. L'église du Val-de-Grâce étant alors fermée au culte, Napoléon donna le groupe à celle de Saint-Roch. Plus d'un demi-siècle après, en décembre 1868, Napoléon III fit demander ce groupe de la Nativité pour le remettre à son ancienne place ; mais le curé de Saint-Roch, soutenu par sa fabrique, ses vicaires, probablement même ses paroissiens, allégua la prescription, et refusa obstinément de le rendre. C'est un vieux dicton que ce que tiennent les gens d'église ils le tiennent bien. Le groupe resta à Saint-Roch, où l'on peut le voir encore dans la chapelle du fond de l'église, derrière le maître-autel.

Comme consolation du pieux larcin qui lui était fait, le Val-de-Grâce reçut la reproduction de l'œuvre admirable de François Anguier. — Lequien fut chargé de la statue de la sainte Vierge, Desprez de celle de saint Joseph, et Clément Denis de l'Enfant-Jésus. C'est le groupe de la Nativité ainsi reproduit que l'on voit aujourd'hui sur le maître-autel de l'église du Val-de-Grâce.

L'autel, qui était fort beau, et le devant d'autel formé par un bas-relief de bronze du plus pur travail, furent très probablement détruits pendant les premiers jours de la Révolution. Cependant une pièce conservée aux archives nationales nous apprend qu'en décembre 1809, le ministre des cultes demanda que l'autel de l'église du Val-de-Grâce fût transporté à l'église des Invalides. Le ministre de l'intérieur répondit par une vive opposition. On ne dit pas qui l'emporta. Mais il s'agissait peut-être de l'ensemble de l'autel, des magnifiques colonnes qui composent le baldaquin, et non de l'autel proprement dit. Quoi qu'il en soit, l'ancien autel avait disparu. Un nouveau, celui d'aujourd'hui, a été construit par Ruprich-Robert, d'après les documents que cet habile architecte a trouvés dans les anciens auteurs, Germain Brice, Piganiol de la Force.

L'inscription suivante est gravée sur le devant de l'autel postérieur : « Ce maître-autel a été reconstruit par Napoléon III en 1870 sur l'emplacement de celui qu'avait fondé Anne d'Autriche et qui fut détruit en 1793. » Mgr de Jeancart, évêque de Cézanne, a consacré ce nouveau maître-autel, le 28 juillet 1872.

Les bas-reliefs du dôme, les quatre évangélistes de la chapelle du Saint-Sacrement, les anges portant des cartels, les figures sculptées sur les arcades des neuf chapelles, sont l'œuvre de Michel Anguier.

A l'extérieur de l'église, les chérubins, les vases qui entourent le dôme, et, sur la chapelle du Saint-

Sacrement, les groupes d'une si fine élégance, sont du sculpteur Philippe Buyster.

Pierre Sarrazin a exécuté pour le Val-de-Grâce un bas-relief en bois représentant la présentation du christ au temple. Il n'existe plus aujourd'hui. A-t-il été sauvé de la dévastation? A-t-il été détruit? Il n'en reste aucune trace.

Les belles peintures de la coupole de l'église, la gloire du Val-de-Grâce, sont du célèbre Mignard. Il a travaillé pendant treize mois à leur exécution. Celles de la chapelle du Saint-Sacrement, au-dessus de la grille, sont dues aux pinceaux de Philippe de Champagne, et de Jean-Baptiste de Champagne, son neveu.

Le dôme de l'église est le plus élevé de Paris après ceux du Panthéon et des Invalides. Il a été réparé à plusieurs époques; sa couverture de plomb a été complètement renouvelée en 1818 et 1819. Puis, en 1864 et 1865, on a accompli sa reconstruction en fer, à cause du mauvais état des bois qui le compo-saient, et qui ont été ainsi remplacés par des élé-ments plus résistants.

Les maçonneries extérieures de l'église, les sculptures de la nef, des tambours du dôme, de la coupole, ainsi que celles du chevet ont été restaurées de 1862 à 1865.

Pendant assez longtemps on a pu voir le ballon de la bataille de Fleurus suspendu à la coupole de l'église.

D'après Saint-Simon la somme dépensée pour la construction de cet édifice s'élèverait à trois millions. Ruprich-Robert, très compétent, estime que ce chiffre est fort au-dessous de la réalité.

L'église du Val-de-Grâce a été fermée en 1790, au moment où les religieuses furent renvoyées de leur maison. Elle a servi de magasin pendant la République et l'Empire, et elle a été rouverte, rendue au culte le 16 avril 1826.

Il est fort intéressant de connaître les dispositions de l'ancien Val-de-Grâce et de son entourage, et de rechercher leurs rapports avec celles d'aujourd'hui. Nous avons pu les retrouver dans les assez jolies collections de vues, de dessins, de plans que possèdent les bibliothèques nationales et de l'hôtel Carnavalet, représentant l'aspect, à différentes époques, de l'église, du monastère et des jardins. La plupart de ces vues ne portent pas de dates, mais sur la plupart aussi, et les plus intéressantes, se lit cette mention : *Marot fecit*, nous apprenons ainsi qu'elles sont des dernières années du XVIIe siècle, puisque Marot est mort en 1695.

Des renseignements positifs, très précieux, nous ont été fournis aussi par deux pièces des archives nationales qui renferment l'exposition d'une visite d'expertise, d'un état des lieux, établie en 1793 et 1795, d'après l'ordre du ministre de la guerre, par des commissaires spécialement délégués.

Trois rues circonscrivaient la plus grande partie du Val de Grâce : d'abord la rue du Faubourg-Saint-Jacques, aujourd'hui rue Saint-Jacques, parallèle à la façade de l'église ; puis à droite du spectateur, côté sud, la rue de l'Esgout, qui partait de la rue du

Faubourg-Saint-Jacques à peu près à l'endroit où se trouve aujourd'hui la porte charretière de l'école, se dirigeait obliquement dans le sens du boulevard Port-Royal actuel, se redressait et se continuait parallèlement à ce boulevard; à gauche, côté nord, c'était la rue des Marionnettes, allant en ligne droite de la rue du Faubourg-Saint-Jacques, et perpendiculairement à elle, jusqu'à un point correspondant à l'extrémité nord-est du jardin potager d'aujourd'hui; c'était à peu près notre chemin de ronde. En dehors du jardin, vers son angle nord-est, se trouvait un petit groupe de maisons qu'on appelait la cour Saint-Benoît. La partie extrême du jardin était close par un mur, comme à présent. Au-delà de ce mur on ne voit sur les dessins que la cour Saint-Benoît et des terrains vagues.

En dehors du mur du sud s'étend la campagne, avec quelques rares maisons. On peut remarquer sur un des dessins une de ces grandes roues à échelons servant à l'exploitation des carrières.

Autour du monastère, renfermés dans les murs de clôture, s'étalent de vastes jardins. Devant la façade, jusqu'à notre jardin potager actuel, c'est un beau jardin dessiné à la française; certaines vues représentent des arbres en quinconces, et d'autres trois belles allées perpendiculaires aboutissant à une allée parallèle aux bâtiments, semblable à celle d'aujourd'hui, toutes plantées de fort beaux arbres. A gauche de la façade, côté sud, se trouve un joli jardin potager.

Sur les bords de ce jardin, à une certaine distance

des bâtiments, devait être le cimetière des religieuses. Je n'ai pas pu le reconnaître sur les plans et dessins, mais voici ce qui autorise avec valeur cette supposition : en 1863, on a trouvé, en construisant un mur à 50 mètres environ du pavillon sud-est, quinze petites dalles mortuaires de 0,50 cent. carrés, enfouies sous la terre, portant des inscriptions à demi effacées, des noms de religieuses avec la date de leur mort.

Ces dalles ont été employées pour le pavage des galeries du cloître. On les a enlevées en 1885, quand le dallage en pierre a été remplacé par une couche de ciment.

L'église et l'ancien monastère sont exactement aujourd'hui ce qu'ils étaient après leur construction. Sans doute, les distributions intérieures ont été modifiées, des annexes ont été ajoutées sur les terrains voisins, mais les vieux bâtiments sont demeurés les mêmes.

Avant d'aller plus loin, nous devons ici présenter une observation, c'est que toute une large partie de l'histoire des bâtiments reste fort obscure pour nous. Cette histoire a trois époques : celle des bâtiments achetés aux descendants de Chapelain, composant le fief de Valois ou l'hôtel du Petit-Bourbon ; celle des constructions entreprises en 1624 pour ajouter des annexes à ce qui existait déjà ; et enfin la dernière, celle du monastère élevé sur les plans de Mansard, conservé jusqu'à nos jours. Or, nous ne connaissons que les bâtiments de la troisième époque ; quant aux autres, nous ne savons vraiment pas ce qu'ils étaient. Je n'ai rencontré, découvert aucune pièce, aucune charte apportant leur description, aucun dessin en représentant la vue. Cependant, si j'abandonne entièrement l'hôtel du Petit-Bourbon, j'estime que dans le monument actuel nous retrouvons des restes imposants du monastère de 1624 (1).

Les bâtiments de l'aile ouest, où l'on voit aujourd'hui le musée de l'école, et ceux de l'aile nord, où est la cuisine de l'hôpital, présentent des formes architecturales différentes de celles des autres parties du monastère, formes qui sont d'un autre style et d'une autre époque. Les fenêtres sont des lancettes ogivales offrant tous les caractères de l'architecture du XVIe siècle ; les contreforts ont également l'aspect de ceux de la dernière époque gothique. Ici se rencontrent des faits contradictoires, dont nous donnerons tout à l'heure l'explication probable. Ces contreforts ne pouvaient convenir qu'à une salle voûtée d'arête ; mais au lieu des voûtes d'arêtes sur nervures, qui étaient en usage au XVIe siècle, on trouve des voûtes à pénétration en lunette, telles qu'elles se pratiquaient au XVIIe.

Le style de ces constructions indique, je le répète, qu'elles sont antérieures à Mansard. A quelle époque remontent-elles? Certainement elles ne sont pas un reste de l'hôtel du Petit-Bourbon, car ces salles sont trop vastes pour un hôtel ordinaire ; ce sont des salles de couvent. Mais, d'après les historiens, la tradition, les pièces probantes, il n'y a pas eu de couvent en cet endroit avant le Val-de-Grâce.

(1) Cette relation technique est rédigée d'après les observations éclairées de notre savant ami, M. l'ingénieur Chorsy.

Voici ce qui nous paraît très probable : ces deux bâtiments auront été entrepris en 1624 pour être ajoutés à l'hôtel du Petit-Bourbon, quand Anne d'Autriche et les bénédictines se sont décidées à l'agrandir. Ce n'étaient pas les logements qui manquaient aux sœurs dans cette vieille maison, car on a bientôt fait en cloisonnant une pièce quelconque d'y pratiquer bon nombre de cellules; ce qui leur manquait c'étaient de grandes salles de réunion, un chapitre, un réfectoire, et c'est par elles qu'on a dû commencer l'établissement nouveau de 1624. L'architecte aura voulu construire un monument suivant la tradition gothique, comme on en a élevé quelques-uns, fort rares, au XVIIe siècle, ainsi la cathédrale d'Orléans, l'église bénédictine de Saint-Maixent. Remarquons en passant que le Val-de-Grâce était un monastère de bénédictines. On ne connaissait encore en fait d'imitation gothique que les églises : si notre hypothèse est admise le Val-de-Grâce offrirait un premier exemple de bâtiments claustraux ainsi conçus. Ajoutons que pour un observateur attentif les chaperons qui couronnent les contreforts ne sont pas franchement gothiques, quelques gaucheries d'ajustement trahissent le pastiche.

Nous pensons donc que ces deux ailes du monastère appartiennent à la deuxième période, qu'elles ont été construites par l'architecte inconnu de 1624, et que Mansard les respectant pour leur importance a établi ses plans de manière à les conserver.

La contradiction entre la forme des voûtes et celle des murs peut s'expliquer de deux façons. Recon-

naissons d'abord qu'elles sont bien de l'époque de
Mansard, et que ce n'est pas le même architecte qui
a dressé le plan des voûtes et des murs. Il se peut
que les travaux aient été suspendus, et que Mansard
ait trouvé les murs élevés sans que les voûtes fussent
déjà jetées, il se peut aussi que, mécontent de ce qui
existait, il ait démoli les premières voûtes pour les
remplacer par de nouvelles établies sur le modèle de
son temps.

Ce qui me surprend très fort, c'est que nulle part
on n'indique les vestiges d'une ancienne chapelle.
Un couvent sans chapelle! Cela ne se rêve même
pas.

Revenons à présent aux choses positives.

La cour d'honneur se présentait telle que nous la
voyons aujourd'hui, avec sa longue grille qui la fer-
mait du côté de la rue, avec ses deux murs opposés,
perpendiculaires aux bâtiments, portant les chiffres
enlacés d'Anne d'Autriche et de Louis XIV.

En 1843, on a placé dans cette cour d'honneur, du
côté nord, la statue du célèbre chirurgien militaire
du premier empire, une de nos gloires, Dominique
Larrey. Elle a été faite par David d'Angers : ce n'est
malheureusement pas l'œuvre la meilleure de cet
habile artiste. Les bas-reliefs ont été exécutés aussi
par David, d'après les dessins d'Achille Leclerc. Ce
monument n'a été complètement achevé qu'en 1850.

Les dessins nous montrent aussi les pavillons qui
s'élèvent aux deux extrémités de la grille. Ils étaient
alors à un seul étage, sur un rez-de-chaussée très
élevé ; ils ne s'ouvraient pas sur la cour, mais sur la

rue, par une grande belle porte, à côté de la grille, et par une haute fenêtre en symétrie avec la porte. Ces pavillons ne faisaient pas partie du monastère cloîtré. Leurs façades postérieures donnaient sur une cour en parallélogramme, formée à un bout par ces pavillons, à l'autre par les bâtiments de l'abbaye elle-même, et de chaque côté par des murs, celui de la cour d'honneur, et un autre mur reliant le pavillon à l'abbaye. Derrière le pavillon de droite cette cour se voit encore, à peu près telle qu'elle était; c'est la cour d'entrée de l'école.

Sur tous ces dessins, on remarque un beau pavillon isolé, dans le jardin, de même forme et de même dimension que ceux de la rue Saint-Jacques; il est élevé près du mur de clôture du côté nord, à peu près à la hauteur de l'amphithéâtre de clinique d'aujourd'hui, au bout du bâtiment, vers l'extrémité de la grande allée d'arbres. J'ignore quelle pouvait être sa destination. Il n'en reste pas de trace apparente.

Sur aucun de ces plans, de ces dessins, on ne voit la maison qui sert aujourd'hui au casernement des infirmiers. On ne voit pas non plus à l'extérieur la maison des petites sœurs des Pauvres. Leur construction est donc postérieure à celle du Val-de-Grâce. Je suppose, d'après quelques indices, que la maison du casernement actuel, derrière l'église, a été construite par la communauté pour recevoir les pensionnaires que les religieuses acceptaient à l'intérieur du couvent.

Devant la grande grille, à l'endroit où s'élèvent les maisons des rues Saint-Jacques et du Val-de-

Grâce, faisant les coins de ces deux rues, un dessin nous présente une belle place en demi-lune au milieu de laquelle se dresse une haute fontaine en forme de pyramide. L'artiste a reproduit ainsi les plans primitifs de Mansard, et non la réalité ; ce projet de place circulaire n'a pas reçu son exécution.

Notre curiosité se plaît à rechercher et retrouver dans le Val-de-Grâce d'aujourd'hui la distribution intérieure de l'ancien monastère. La disposition des cours était celle que nous voyons à présent. Dans les bâtiments occupés par le concierge et par le bureau des entrées se trouvaient un parloir et le tour ; il y avait encore un autre parloir intérieur, dans la pièce où la dépense est établie. La grande et haute salle de la cuisine de l'hôpital était la salle du chapitre. La cuisine du couvent occupait la pièce voûtée qui est aujourd'hui la salle d'escrime des médecins stagiaires et leur vestiaire ; la dépense se trouvait à côté de la cuisine. Le musée de l'école, qui fait suite, était le réfectoire.

Dans la cour de l'école, cour Broussais, en face de la cuisine et du réfectoire, étaient établis divers petits bâtiments servant à l'exploitation, à la vie intérieure du couvent. Il y avait là une basse-cour, une buanderie, des écuries à porcs et à bestiaux, une boulangerie, et un grand réservoir d'eau, dont on retrouve les restes précisément à la place du réservoir actuel. En cet endroit on découvre, en effet, une pièce voûtée en arc de cloître, de 6 à 7 mètres de haut, formant un carré de 4 mètres de côté, sans fenêtres, mais percée dans le haut de quatre ouvertures rondes. Un mince escalier de pierre, appliqué contre une des parois, monte jusqu'à une hauteur de 2 mètres environ. On y pénètre par un couloir très étroit, entre deux murs, derrière la statue de Broussais. Sa base est établie à 1 mètre du sol. Le volume, la forme et la taille des pierres, celles de la voûte sont de grandes pierres d'appareil, le mode architectural indiquent une construction du XVIIe siècle. C'était bien certainement un réservoir, un château d'eau. Sur les murs devait s'étendre, être appliquée une épaisse feuille de métal, de plomb probablement. L'escalier permettait d'arriver au-dessus du bassin pour constater l'état du réservoir et de l'eau. Quatre grandes et belles coquilles de pierre, en forme de fontaine, sont appliquées sur les quatre faces de cette tour carrée, elles sont encore en parfait état. La statue de Broussais est placée contre l'une d'elles comme dans une niche. Cet ensemble formait dans la cour un monument isolé qui devait avoir grand air.

Nos conjectures, basées sur l'examen des lieux et des traces anciennes, nous font croire que lorsque cette tour a cessé d'être un réservoir, on l'a utilisée comme cellier, pour la conservation des objets, des denrées que l'on maintient au frais. Une porte a été pratiquée aux dépens d'une paroi intérieure, contre l'escalier, et l'on a établi un plafond au milieu de la hauteur des murs, ce qui a divisé l'espace à occuper en deux chambres superposées. De ce plafond il ne reste pas vestige, mais on le devine à des trous carrés, taillés en vis-à-vis dans les pierres, trous destinés à recevoir et soutenir les bouts des poutrelles.

Dans l'aile du midi, à l'emplacement de la pharmacie actuelle, on trouvait l'infirmerie des religieuses et une salle de bains. Le rez-de-chaussée de l'aile formant façade sur les jardins se composait de pièces servant à divers usages. Au premier étage courait une galerie en forme de cloître, ouverte sur la cour intérieure ; du côté de l'extérieur on voyait encore des chambres, comme au-dessous. Les cellules des religieuses occupaient tout le deuxième étage, pratiquées sur la cour intérieure et sur les jardins, s'ouvrant dans un long corridor étendu entre elles. Les combles servaient de greniers.

Dans les bâtiments qui relient l'église au monastère étaient le chœur et l'avant-chœur des religieuses. La salle 4 d'aujourd'hui formait l'avant-chœur, la salle 18 la tribune de l'avant-chœur ; le chœur, morceau d'architecture qui me paraît d'une grande beauté, faisait suite à l'avant-chœur. Une très belle porte de chêne, à deux battants, artistement sculptée, qui est encore en fort bon état, peut fermer le chœur sur l'avant-chœur. Ce chœur fait partie de la salle 4, salle d'isolement dont il est la continuation. Aujourd'hui un grand mur de briques le sépare de l'église, mais au temps des religieuses il était ouvert sur le fond de la chapelle qui est à la droite du maître-autel.

Le pavillon arrondi par lequel on pénètre dans l'avant-chœur, à présent salle 4, et qui renferme les escaliers conduisant à la salle 18, à la matelasserie, à la lingerie, était autrefois le clocher. Sur les anciens dessins on le voit terminé par une sorte de petit dôme surmonté d'une croix, et non par un toit plat, comme aujourd'hui. Un plan, ancien aussi, y représente un escalier, tel que celui que nous voyons encore.

Le petit monument que nous appelons salon d'Anne d'Autriche, à colonnes doriques surmontées d'un étage, se retrouve sur toutes les vues du Val-de-Grâce ; il a donc été construit en même temps que le monastère, c'était l'entrée de l'appartement de la reine. Quand un hôpital militaire remplaça le monastère ce pauvre salon royal servit aux plus vils usages ; c'était dommage. Je l'ai connu réceptacle de tinettes. Heureusement, Mme la maréchale Randon, je ne sais à quelle occasion, mais je suppose qu'elle fut sollicitée par quelque artiste de son entourage, usa de son influence pour obtenir qu'il fût remis en convenable état. La restauration se fit en 1865, elle a coûté 16,500 francs. Un fragment de l'ancienne cheminée, retrouvé sur place, a fourni des indications pour la reconstruction, conforme au premier modèle, de la cheminée qu'on voit aujourd'hui. Des meubles ont été fabriqués, des étoffes spéciales ont été tissées pour ce salon d'après les dessins de Ruprich-Robert. Le directeur du mobilier de la couronne était alors M. Williamson. Le portrait de la reine Anne d'Autriche que l'on y voit est une copie faite par Mme Roussel, d'après celui de Simon Voüet, conservé au musée de Versailles.

Le monastère du Val-de-Grâce, subissant le sort de tous les couvents du royaume, fut supprimé en 1790. Ce dut être au commencement de l'année, d'après le document suivant : « Le 27 février 1790,

Alexandre-Auguste Achenay, avocat au parlement, déclara, au nom de Marie-Louise de Jarry Sainte-Hélène, abbesse, que la communauté se composait de seize religieuses de chœur, de cinq sœurs converses et de deux novices. Les revenus se montaient à la somme de 59,058 livres, 10 sous, 6 deniers, et les charges à 35,222 livres, 1 sou, 6 deniers.

La reine Anne d'Autriche, lorsqu'elle fonda le Val-de-Grâce, s'occupa non seulement de loger ses protégées, mais encore d'assurer les moyens de leur vie matérielle. L'abbaye contenait vingt-quatre arpents d'enclos, que la reine augmenta par l'acquisition qu'elle fit, le 7 juillet 1651, des terrains contigus de l'ancien hôpital de la santé. Les revenus se tiraient de la culture du terrain, de la vente du blé, de l'orge, du bois, de loyers, de rentes, de locations de propriétés. Ils montèrent dans le principe à la somme de 14,000 francs. Les dépenses du monastère étaient de 27,000 francs. La reine et d'autres bienfaiteurs, venant au secours des religieuses, fournissaient l'argent qui leur manquait. Du reste, il est bien sûr qu'elles n'ont jamais souffert de la misère, et il ne paraît pas que cet état précaire des premiers jours ait duré fort longtemps. La reine prenait soin de leur procurer des ressources. Elle leur fit donner par Louis XIV la mense de l'abbaye de Saint-Corneille, de Compiègne.

A ce propos il se passa un fait bien humain, dont on pourrait trouver d'assez nombreux exemples dans l'histoire ecclésiastique de notre pays. Ces dames du Val-de-Grâce, devenant ainsi copropriétaires de l'abbaye de Saint-Corneille, avec les bénédictins qui la possédaient déjà, s'unirent à eux dans la prétention d'avoir une juridiction épiscopale sur un monastère de filles du diocèse de Soissons. La juridiction réclamée ainsi consistait, entre autres choses, dans le droit de désigner, en dehors de l'autorité de l'évêque, les aumôniers, les confesseurs des religieuses, les prédicateurs du couvent. On revoit ici la lutte presque constante, ouverte ou dérobée, du clergé régulier contre le clergé séculier. L'évêque de Soissons dut leur intenter un procès devant les juges compétents. On retrouve les traces, et on apprécie l'importance de ces débats dans un volumineux mémoire établi à ce sujet (pièces justificatives).

Par lettres du mois de novembre 1664, enregistrées le 16 juin de l'année suivante, le roi accorda le droit de franchise en faveur des artisans qui occupaient des bâtiments que les religieuses avaient fait construire sur un emplacement de 472 toises contigu au jardin. Ce lieu qu'on appelait la cour Saint-Benoit, était situé au coin des rues des Marionnettes et de l'Arbalète, c'est-à-dire un peu au delà et à gauche de la buanderie d'aujourd'hui. Le droit de franchise, exemptant les ouvriers de l'obligation des redevances aux diverses corporations, leur accordant une assez grande liberté de travail, n'était pas un mince avantage pour ceux auxquels il était concédé. C'était un beau cadeau que le roi faisait aux religieuses du Val-de-Grâce, car un pareil droit augmentait singulièrement la valeur de ce quartier de maisons.

Ces dames possédaient aussi des propriétés dans

la rue du Faubourg-Saint-Jacques, aujourd'hui rue
Saint-Jacques; elles louaient même certains appar-
tements du monastère. Des cartons, aux archives
nationales, renferment les titres de propriété de
maisons sises au faubourg Saint-Jacques, et d'un
terrain de 334 toises, acquis le 28 mai 1646, compris
dans l'enclos du monastère; ils contiennent aussi des
baux d'appartements dans l'intérieur du couvent
(pièces justificatives).

La reine avait fait un don pour l'entretien dans le
monastère de jeunes filles nobles sans fortune.

Plusieurs personnes de qualité ont séjourné dans
l'abbaye, et, sans doute, pour cela elles payaient une
certaine redevance. La duchesse d'Epernon obtint
l'autorisation d'habiter le Val-de-Grâce une partie
de l'année, de 1658 à 1675. Le duc de Vitry put y
faire recevoir sa fille, âgée de douze ans, comme
pensionnaire extraordinaire. La reine autorisa trois
nièces du cardinal Mazarin à s'y retirer aussi long-
temps qu'il leur plairait. Est-ce avec conviction
que ces demoiselles ont demandé d'être enfermées
dans le saint monastère? Du reste, il ne paraît pas
qu'elles y aient fait un long séjour. La princesse
Marie-Anne, fille de Monseigneur le duc de Wurtem-
berg, âgée de douze ans, fut aussi acceptée comme
pensionnaire extraordinaire.

Certainement, d'autres personnes que celles dont
je viens de citer les noms, qu'une rencontre favo-
rable m'a fait connaître, ont habité le Val-de-Grâce
à titre de pensionnaires, et cela jusqu'au jour où le
couvent a cessé d'exister. En voici une preuve: en

1780, la sœur Jarry de Sainte-Hélène a adressé une réclamation au roi, contre Mme de Giar, à laquelle la reine avait permis d'habiter l'appartement d'Anne d'Autriche ; cette dame voulait apporter des changements, faire des constructions dans ces appartements que la piété de la tradition tenait à conserver intacts, et les religieuses s'opposaient à un bouleversement qu'elles considéraient comme une profanation.

Louis XIV, par lettres du mois de mars 1664, vérifiées au parlement le 16 juillet suivant, fit à cette maison la concession des armes écartelées de France et d'Autriche, surmontées d'une couronne fermée, avec permission de les faire graver pour servir de scel à ce monastère et à l'ordre. Des écussons portant ces armes peuvent se voir aujourd'hui en plusieurs points des bâtiments, un des plus en vue est plaqué dans une sorte de portique surmontant le milieu de la grande façade du côté du jardin.

C'est une pieuse et ancienne coutume, en France, de conserver dans certains monuments publics, en particulier dans les églises, les cœurs de nos grands morts, des illustres par leur naissance ou mieux encore par l'éclat, l'utilité, la dignité de leur vie. Le Val-de-Grâce reçut les cœurs des princes et princesses de la famille royale ; ils y furent rapidement nombreux, car Dieu sait si la mort ravagea la famille du grand roi. La coutume de déposer ainsi ces cœurs au Val-de-Grâce s'est continuée jusqu'aux jours de la Révolution.

Le premier qu'on apporta fut le petit cœur de la première fille de Louis XIV, Anne-Élisabeth de

France, morte le 13 décembre 1662, âgée de quelques mois. Voici comment la chose fut décidée : Anne d'Autriche se trouvait dans sa chère abbaye quand on vint la prévenir précipitamment que sa petite-fille se mourait. La bonne grand'mère s'empressa de courir auprès de la jeune moribonde; mais, pendant qu'elle faisait ses courts préparatifs, Mme l'abbesse, la mère Dufour de Saint-Bernard, et la mère Marie de Bourges de Saint-Benoît, abbesse l'année précédente, qui me paraissent avoir fait acte de très habile courtisanerie, supplièrent Sa Majesté d'obtenir du roi qu'il voulût bien laisser mettre au Val-de-Grâce le cœur de sa fille, dans le cas où le ciel rappellerait à lui la pauvre créature. Le ciel la rappela. Anne d'Autriche, les larmes aux yeux, adressa à son fils une pressante demande, lui disant qu'elle aussi voulait après sa mort laisser son cœur au Val-de-Grâce. Le roi céda facilement à la prière de sa mère, et le lendemain celle-ci porta elle-même le petit cœur à Mme l'abbesse. En le lui donnant de sa propre main lle lui dit : « Ma mère, voilà un cœur que je vous apporte pour le joindre bientôt au mien. »

Je transcris ici, pour les curieux, la liste des morts de sang royal dont les cœurs ont été déposés au Val-de-Grâce. Le monastère reçut encore, en outre de ces dépouilles princières, celles d'un certain nombre de grands personnages de la cour et de l'Église.

Anne-Élisabeth de France, 30 décembre 1662; Anne-Marie de France, 26 décembre 1664; Mlle d'Orléans, 9 juin 1665; Anne d'Autriche, 20 janvier 1666; Philippe-Charles d'Orléans, 8 décembre 1666; Henriette-Anne Stuart, 30 juin 1670 ; Philippe, duc d'Anjou, 2 juillet 1671 ; Marie-Thérèse de France, 1ᵉʳ mars 1672 ; Louis-François, duc d'Anjou, 4 novembre 1672 ; Alexandre d'Orléans, duc de Valois, 16 mars 1676 ; Marie - Thérèse, reine de France, 30 juillet 1683 ; Marie-Anne-Chrétienne-Victoire de Bavière, épouse de Louis, dauphin de France, 20 avril 1690 ; Anne-Marie-Louise d'Orléans, 5 avril 1693 ; Mˡˡᵉ de Valois, 16 octobre 1694 ; Philippe de France, duc d'Orléans, 9 juin 1701 ; le duc de Bretagne, 14 avril 1705 ; Marie-Adelaïde de Savoie, 12 février 1712 ; Louis, dauphin, 18 février 1712 ; Louis, dauphin, 8 mars 1712 ; Charles, duc d'Alençon, 16 mars 1713 ; Charles de France, duc de Berry, 17 juin 1714 ; Marie-Louise-Élisabeth d'Orléans, 21 juillet 1719 ; Philippe, duc d'Orléans, 2 décembre 1723 ; Auguste-Marie-Jeanne, duchesse d'Orléans, 18 août 1726 ; Louise-Madeleine d'Orléans, 14 mai 1728 ; Louise-Marie de France, 19 février 1733 ; duc d'Anjou, 7 avril 1733 ; Philippine-Élisabeth d'Orléans, 21 mai 1734 ; Louise-Diane d'Orléans, 26 septembre 1736 ; Marie-Thérèse-Antoinette, fille de Philippe V, roi d'Espagne, 22 juillet 1746 ; Marie-Thérèse de France, 27 avril 1748 ; Louis, duc d'Orléans, 4 février 1752 ; Anne-Henriette de France, 10 février 1752 ; Xavier-Marie-Joseph de France, 22 février 1754 ; Marie-Joséphine de France, 1ᵉʳ septembre 1755 ; Louise-Henriette de Bourbon Conti, 9 février 1759 ; Charlotte-Aglaée d'Orléans, 19 janvier 1761 ; Louis, duc de Bourgogne, 22 mars 1761.

Dans l'église ou le cloître, mais dans d'autres chapelles que celle réservée à la famille royale : les

entrailles de Honorat de Beauvilliers, 28 février 1662;
Marie de Luxembourg, duchesse de Mercœur, 1623 ;
Jeanne de Lescouet, veuve de Charles de Bourges,
21 janvier 1631. Les cœurs de Philippe de Bourges
et de sa fille, 7 juin 1636 ; de César du Cambout,
marquis de Coislin, 1641. Les corps de Bénédictine
de Gonzague, abbesse d'Avenay, 20 décembre 1637 ;
de Constance du Blé d'Axelles, abbesse de Saint-
Menou, 22 juillet 1648 ; de Benedicte, duchesse de
Brunswick, 22 août 1730.

Les cœurs des princes et princesses furent placés
dabord dans la chapelle Sainte-Scholastique, puis, le
20 janvier 1676, on les transporta dans la chapelle
Sainte-Anne. Chaque cœur était recouvert d'une
enveloppe de plomb, et enfermé dans un cœur de
vermeil; chacun avait sa place sur une estrade, sorte
de tombeau élevé au milieu de la chapelle. Là étaient
réunis les cœurs des princes et princesses, ceux de
sang royal ; quant aux autres dépouilles, elles furent
placées dans différents endroits de l'église.

On ne sait pour quelle raison, peut-être parce que
les images de la mort lui déplaisaient, Louis XIV
ordonna que tous ces cœurs, et le corps de Mlle de
Valois, fille aînée de Philippe d'Orléans, pour lors
duc de Chartres, et de Marie-Anne de Bourbon fus-
sent transportés dans le caveau qui se trouve au-
dessous de cette chapelle Sainte-Anne. L'ordre du
roi fut exécuté le 17 janvier 1696. Ce caveau, incrusté
de marbre, avec sa voûte peinte en noir et parsemée
de larmes d'argent, présentait sur son contours d'élé-
gantes petites niches dans lesquelles chaque cœur

trouva sa place. Seuls, les cœurs d'Anne d'Autriche et de Philippe de France, duc d'Orléans, restèrent dans le tombeau de la chapelle.

Les premiers cœurs ainsi apportés au Val-de-Grâce y étaient conduits et reçus en grandes pompes et en grandes cérémonies; plus tard, le roi voulut que le transport fût fait très simplement, avec toutes les convenances voulues, mais sans les brillantes représentations d'apparat.

En 1793 les énergumènes de la révolution française ravagèrent ces tombeaux, comme ils en avaient ravagé bien d'autres. Les cendres princières furent jetées au vent; leurs enveloppes de vermeil furent portées à l'hôtel de la Monnaie, dit-on.

Il paraît qu'un de ces cœurs a été sauvé de la destruction et du pillage général. En brumaire, an II (octobre 1793), lors de la spoliation des tombeaux de la famille des Bourbons au Val-de-Grâce, un sieur Legoy, secrétaire du comité de l'Observatoire, put recueillir un cœur reconnu par l'indication gravée sur la boîte pour celui du dauphin, Louis-Joseph-Xavier-François, fils aîné de Louis XVI, né à Versailles, le 22 octobre 1781, mort à Meudon, le 4 juin 1789. Le cœur, remis à la famille royale par le maire du XIIᵉ arrondissement, en 1817, fut porté à Saint-Denis, sans pompes, mais avec des cérémonies convenables. (Archives particulières de M. le baron Larrey.)

Aujourd'hui il ne reste plus rien de l'autel mortuaire qui ornait la chapelle, non plus que des niches du caveau qui renfermaient les cœurs. La voûte porte encore les restes de sa peinture noire ornée de larmes d'argent. Deux cœurs sont déposés dans cet ancien caveau, celui de l'illustre chirurgien militaire du premier empire, le baron Larrey, placé là par la piété de son fils, et celui de damoiselle Mary Damby, Anglaise. Le cœur de Larrey est renfermé dans un coffret en bois, et celui de l'Anglaise, avec une mince enveloppe de plomb, est simplement déposé sur la dalle à hauteur d'appui qui fait le tour du caveau. Le nom de Mary Damby est tracé à la main avec un poinçon quelconque, la pointe d'un couteau. A quelle époque et à quel propos le cœur de cette Anglaise a-t-il reçu l'asile de ce caveau jadis princier? Rien n'a pu me le faire savoir. Qui était-elle? Etait-ce une pensionnaire ou une religieuse du couvent des bénédictines anglaises de la rue des Anglaises? Ce grossier cœur de plomb doit-il évoquer en nous le poétique souvenir de grands yeux bleus rêveurs, de larges bandeaux blonds encadrant des joues et des lèvres diaphanes? Ou la pensée, moins souriante, sous une cornette noire, d'une figure sèche et pointue terminée par quelques longues dents? Je l'ignore absolument.

La communauté du Val-de-Grâce avait obtenu le singulier droit de réclamer les premières chaussures des princes de la famille royale. En 1790, lorsque leur dispersion fut décrétée, les religieuses reçurent l'ordre de dresser un inventaire de leurs biens. Détail touchant, qui nous montre que le souvenir d'Anne d'Autriche était resté un culte dans la maison, elles présentèrent son appartement tel qu'il était au temps de sa royale habitante, avec ses boiseries sculptées, son ameublement, avec le crucifix, le prie-Dieu, les reliques de la reine. Ces dames soulignèrent sur leur inventaire tous les objets qui avaient appartenu à leur fondatrice.

Les déclarations des biens mobiliers et immobiliers furent faites, le 27 février 1790, par-devant Jean-Louis Le Couteulx de la Noraye, lieutenant du maire au département du domaine de la ville de Paris. En voici des extraits : « Il est conservé avec respect le marteau et la truelle dont s'est servi Louis XIV pour poser la première pierre de cet édifice, la chemise de son sacre, le bonnet de nuit de Monsieur son frère, les premiers bas et souliers de la famille royale, le premier bonnet de Monseigneur, duc de Normandie, à présent notre premier Dauphin, l'espoir du peuple français. » Il y avait là aussi la pendule du veuvage d'Anne d'Autriche, sa bassinoire en argent, transformée en casserole, les housses des mulets et chariots de la reine, qui servaient aux fêtes du Saint-Sacrement.

L'inventaire portait en outre l'indication de tableaux suspendus aux murs de la galerie, peints par la duchesse de Modène et par des religieuses.

On peut dire que le Val-de-Grâce était la maison de campagne, la villa de la reine Anne d'Autriche ; elle aimait à y aller passer des heures de récréation, c'était pour elle aussi un lieu de retraite et un refuge. C'est là qu'étaient ses confidentes, ses meilleures amies, celles qu'on va rechercher dans les heures de bouleversement qu'agitent les secousses d'un grave événement.

Bien des légendes sont nées de ce goût, de cet amour d'Anne d'Autriche pour son monastère du Val-de-Grâce. Notre esprit curieux pense volontiers à tous les mystères que peut protéger l'ombre des cloîtres. Quelques gens racontent aujourd'hui que la pieuse abbaye s'est prêtée à des rendez-vous de la reine et de Buckingam. Tout est possible. Mais encore pour affirmer la vérité d'un fait faut-il apporter quelques preuves. Certes, on ne les trouvera pas dans les écrivains du temps, car aucun d'eux ne fait même la plus légère allusion à ces prétendues rencontres. A la fin de l'année 1624 et au commencement de l'année suivante, époque des voyages de Buckingam à Paris, le Val-de-Grâce était en pleine reconstruction. Un homme n'entre pas facilement dans un couvent de religieuses cloîtrées, et une reine ne se faufile pas comme une grisette. Que de complices il leur aurait fallu ! Et quelle admirable confiance dans la discrétion de ces complices, femmes et dévotes ! Ce lieu de rendez-vous eût été bien imprudemment choisi.

D'autres disent aussi que c'est à une rencontre fortuite au Val-de-Grâce, celle-là très légitime, que la France est redevable de la naissance de l'enfant prince qui fut le roi Louis XIV. J'estime que c'est pure imagination. Un couvent de nonnes ne comporte pas, ne fût-ce que par égard aux convenances publiques, l'installation de la chambre à coucher d'un ménage, lors même que ce ménage serait celui d'un roi. Il ne paraît pas, du reste, toujours d'après les récits du temps, que le roi Louis XIII, dit le chaste, soit souvent allé au Val-de-Grâce, et surtout qu'il y ait relancé sa royale épouse.

Les gens de l'époque, ainsi que le raconte Mme de Motteville, précisaient d'autre façon les circonstances heureuses qui amenèrent la grossesse de la reine. Le roi Louis XIII aimait d'un amour extrême mais vertueux, les païens disent platonique, la belle Mlle La Fayette qui, très vertueuse aussi, était entrée en religion dans le couvent des filles de Sainte-Marie de la rue Saint-Antoine. Là elle se trouvait protégée contre les défaillances de la fragilité humaine. Pendant quatre mois le roi alla très souvent la voir. Un jour « étant demeuré fort tard avec elle, il ne put retourner coucher à Saint-Germain selon son dessein, et fut contraint d'aller au Louvre prendre la moitié du lit de la reine, qui était venue à Paris pour quelques affaires de peu d'importance ; si bien qu'on a dit que cela nous donna le roi Louis XIV ». Il peut être utile aux délaissées que leurs maris aient de longs entretiens à travers une grille, avec de belles religieuses. Pauvre La Fayette !

On connaît l'anecdote de la visite domiciliaire que dut faire, par ordre du cardinal, le chancelier Seguier dans l'appartement de la reine, au Val-de-Grâce. Mme de Motteville la raconte, mais elle est muette sur l'incident de la recherche intime que le chancelier se crut autorisé à faire. On m'a communiqué à la Bibliothèque Mazarine un intéressant document sur ce sujet (Voir pièces justificatives). « De ce qui se passa dans le monastère du Val-de-Grâce, lorsque M. le chancelier Seguier y entra pour visiter les cabinets de la reine, en présence de Sa Majesté, et y chercher les lettres qu'elle avait reçues du cardinal infant d'Espagne, son frère. » En juillet 1637, le cardinal voulant perdre la reine, envoya au Val-de-Grâce, le chancelier Séguier, chargé de saisir la correspondance de la reine avec son frère. Il fouilla les cabinets de la reine, et n'y ayant rien trouvé il leva son mouchoir de cou pour chercher dans son corsage, et là ne trouva rien non plus. Mais le chancelier s'était joué du cardinal dupé, car il avait fait avertir la reine par sa sœur, la mère Jeanne, supérieure des carmélites de Pontoise. La reine, ainsi prévenue, fit disparaître les lettres, il était donc tout simple qu'on ne les trouvât pas. Toutes ces choses de leur recherche dans les appartements, et même dans son corsage, étaient arrangées entre les deux complices. Les gens qui furent étonnés de voir la Reine régente, à la mort de Louis XIII, conserver les sceaux à M. Seguier, après une pareille action, ne savaient pas que tout avait été ainsi concerté d'avance pour tromper le cardinal. A qui se fier, bon Dieu ! »

Ce même manuscrit renferme une autre histoire un peu osée, on pourrait, peut-être, dire graveleuse. « Dessein étrange et antichrétien du cardinal de Richelieu. » Richelieu reconnaissant que la stérilité de la reine qui, après quinze ans de mariage, n'avait pas encore d'enfant, donnait une grande puissance au prince d'Orléans par ce fait héritier de la couronne, appelait de tous ses vœux un fils du roi Louis XIII. Il conçut la pensée, en politique moins scrupuleux que pratique, d'aider le ciel par des moyens humains, mais héroïques, de lui fournir la facilité d'exaucer des prières qu'on paraissait, là-haut, écouter sans conviction ; il voulut se faire le complice terrestre de la céleste Providence. Il s'agissait de faire comprendre à la reine qu'elle se devait au bien de la nation, de la déterminer à sacrifier à la raison d'Etat une fidélité et une vertu qui devenaient une calamité publique. La couronne de France voulait un héritier, coûte que coûte, et Louis XIII, peut-être surpris, aurait fêté quand même la naissance de son fils : IS PATER EST QUEM JUSTÆ NUPTIÆ DEMONSTRANT.

Vouloir imposer un amant à la Reine c'était raide, comme on dit aujourd'hui.

Le cardinal s'ouvrit de ses pensées malsaines, mais fécondes en heureux résultats, au garde des sceaux le sieur Michel de Marillac ; cet honnête magistrat les repoussa avec une énergie indignée. Le cardinal en était pour la honte de sa conception diabolique. La reine mère Marie de Médicis, instruite des pensées du cardinal, exprima par sa violente émotion toute l'horreur qu'elles lui inspiraient.

Qu'y a-t-il de vrai dans cette histoire? Il est évidemment bien difficile de le savoir. Mais lorsqu'on se rappelle le cardinal de Richelieu, on n'est pas trop éloigné de penser qu'il ait pu concevoir et proposer hardiment un semblable projet. De pareils esprits, à force d'avoir imposé leur volonté implacable à tous les groupes humains, en arrivent à vouloir diriger les événements de la nature elle-même.

Aujourd'hui encore, comme dans l'histoire, les deux noms de Val-de-Grâce et Anne d'Autriche se confondent dans leur union; l'un ne peut pas être prononcé sans qu'il éveille le souvenir de l'autre.

Deux jours après la mort de son époux, du roi Louis XIII, contrairement à tous les usages qui ne permettaient à une veuve de sortir de sa maison qu'après quarante jours écoulés depuis la mort de son mari, la reine Anne d'Autriche ne put résister à son désir de voir ses amies du Val-de-Grâce. La chose, du reste, nous paraît bien naturelle. Mais elle ne voulut pas braver les coutumes, et s'y fit conduire, de façon à ne pas être reconnue, dans le carrosse de la princesse de Condé et non dans le sien.

Au moment d'abandonner sans bruit Paris révolté et d'aller s'établir à Saint-Germain avec la cour et l'armée, dans la soirée du 5 janvier 1649, elle disait devant son cercle d'intimes pour détourner les soupçons, qu'elle irait le lendemain passer la journée au Val-de-Grâce, et y faire ses dévotions.

Lorsqu'elle arriva à la fin de sa régence, elle avait la pensée et le désir de se retirer au Val-de-Grâce loin des bruits du monde et du tracas des affaires. Cependant elle demeura à la cour, auprès de son fils, jeune encore, qu'elle voulait soutenir de sa présence. Il lui arriva souvent depuis, dans ses jours d'irritation nerveuse et de haute piété, de vouloir s'enfermer dans son cher monastère pour ne s'y occuper qu'au soin de son salut.

La pensée de cette maison revenait toujours à son esprit comme celle de ces lieux bénits où l'on doit trouver le calme et le repos. Ainsi, lorsque le jeune roi tomba malade, à Calais, en juin 1658, atteint d'une fièvre continue qui faillit l'emporter, Anne d'Autriche forma le dessein de se retirer au Val de Grâce si elle avait la douleur de perdre son fils. Plus tard, dans une période de brouille sérieuse avec ce fils devenu grand, en 1664, elle manifesta la résolution de quitter la cour et d'aller vivre au Val-de-Grâce. Mais le jeune roi demanda pardon à sa mère, et se réconcilia avec elle, non sans verser d'abondantes larmes, chose habituelle chez lui dans ses moments d'émotion.

Quand on voulait se bien faire venir d'Anne d'Autriche on lui rendait visite au Val-de-Grâce avant de se présenter devant elle à la cour. Les habiles, ceux qui savent prendre les gens par leur faible, ne manquaient pas d'agir ainsi.

Un neveu de la main gauche, don Juan d'Autriche, fils de son frère Philippe IV, roi d'Espagne, et d'une comédienne, Marie Calderona, traversa Paris incognito afin d'éviter l'embarras des rangs; elle voulut le voir, et c'est au Val-de-Grâce que le royal bâtard fut reçu. Voici en quels termes Mme de Motteville raconte cette visite. « Il était vêtu d'un gros habit gris, et d'un justaucorps de velours noir, avec des boutons d'argent, le tout à la française. La reine qui voulut l'entretenir en particulier, y mena seulement Monsieur, et peu de dames avec elle. J'eus l'honneur d'être du nombre de celles qui y furent souffertes. Je vis ce prince, qui, tout bâtard qu'il était, se faisait beaucoup respecter. Il était suivi par des personnes de qualité; et les noms de ceux qui étaient à sa suite étaient des plus illustres d'Espagne. Il nous parut petit, mais bien fait dans sa taille. Il avait le visage agréable, les cheveux noirs, les yeux bleus et pleins de feu, ses mains me parurent belles, et sa physionomie spirituelle. Après qu'il eut salué la reine, elle le mena dans un coin de sa chambre un peu séparé des autres; ils demeurèrent ensemble tout debout pendant trois quarts d'heure ou une heure. » La reine parut très satisfaite de son neveu, très heureuse d'avoir vu quelqu'un de son sang.

Et puis vinrent les jours cruels de la longue maladie à laquelle Anne d'Autriche devait succomber. La reine ressentit les premières atteintes de son mal le 4 octobre 1664. Elle était allée de Vincennes où était la cour, visiter les petites Carmélites à Paris; là, elle eut une faiblesse, se trouva mal. Au lieu de retourner à Vincennes elle alla coucher au Val-de-Grâce, où elle passa une mauvaise nuit. La pauvre reine était atteinte d'un cancer au sein, mal qu'elle avait toujours redouté pour en avoir vu de pénibles exemples chez des religieuses du Val-de-Grâce. Ce fut au mois de décembre, pendant une retraite de la reine dans sa chère abbaye, à l'occasion des fêtes de Noël, que l'affection se déclara tout à coup profonde et incurable.

C'est une histoire lamentable, et pourtant commune, celle de la longue maladie d'Anne d'Autriche. Ce qu'elle fit alors, ce que lui conseilla son entourage, c'est ce que font bien souvent un grand nombre de pauvres femmes d'aujourd'hui, et leurs familles aussi. Devant les maladies sans espoir les grands se conduisent comme le vulgaire, et le vulgaire se conduit comme les grands.

Le médecin de la reine était Seguin ; il saignait sa royale patiente et appliquait sur son sein des emplâtres de ciguë, mais il ne la guérissait pas. L'entourage l'accusait, avec politesse, comme on fait en général pour les médecins, mais avec conviction. Le roi envoya à sa mère, Vallot, son premier médecin, lequel, cela devait être, n'obtint rien de mieux que son confrère, et fut, naturellement, comme lui, condamné par l'entourage de la reine. Cependant des divers points de la France arrivaient fort nombreuses les propositions d'une foule de personnes, chacune d'elles se vantant d'apporter un baume souverain.

On engagea la reine à essayer le traitement d'un empirique nommé Gendron. Elle reçut ce personnage au Val-de-Grâce. Il composa un remède secret, une de ces recettes que certaines familles conservent en se les transmettant de père en fils ; c'était une sorte de cataplasme appliqué chaud. La pauvre reine éprouva de mordantes souffrances, et l'entourage qui ne souffrait pas, en conclut que le remède agissait, et qu'il fallait en continuer l'usage. Au bout de quelque temps la peau se fendilla et le cancer s'ouvrit.

Alors on eut recours à un autre empirique, qu'on fit venir de son pays de Lorraine ; il s'appelait Alliot (1). Mme de Monteville dit de lui : il était homme, et par conséquent il était menteur. C'est dur. Alliot disait avec assurance que, sûr de son remède, il gué-

---

(1) Observation curieuse, on peut lire aujourd'hui à la quatrième page des journaux le nom d'un sieur Alliot, guérisseur de cancers. Souhaitons-lui de mieux réussir que l'Alliot d'Anne d'Autriche.

rirait son auguste cliente. Cependant, quand il fut conduit auprès d'elle, et qu'il constata l'étendue du mal, il revint un peu sur ses tranchantes affirmations. Les médecins décidèrent qu'il convenait de laisser Alliot appliquer ses drogues secrètes. Mais ils voulaient surveiller ce nouveau traitement, et pour cela il fallait que la reine revînt à Paris; elle habitait alors le château de Saint-Germain.

La reine fut transportée dans une litière de Saint-Germain à Paris, et elle arriva heureusement au Val-de-Grâce où il y avait longtemps qu'elle désirait d'être. Elle manifesta son contentement de se trouver dans cette sainte maison, et, en se mettant dans son lit elle dit à l'abbesse : me voilà contente. Que Dieu dispose de moi à sa volonté.

L'infortunée malade ne devait pas jouir longtemps de ce dernier plaisir que lui avait procuré son arrivée au Val-de-Grâce. Tout le monde se ligua pour la faire revenir au Louvre. Les médecins ne trouvaient pas commode d'aller tous les jours au faubourg Saint-Jacques, et, une fois rendus, d'attendre longtemps devant les portes qui ne s'ouvraient qu'après toutes sortes de cérémonies. Les gens de la cour remarquaient aussi que le Val-de-Grâce était bien éloigné, et le roi lui-même pensait comme eux. Bref, la pauvre vieille reine, sollicitée de toutes parts, dut se faire transporter au Louvre, et fut ainsi privée de la consolation qu'elle avait toujours désirée, de finir ses jours dans l'abbaye aimée. En partant, elle dit aux religieuses réunies autour de sa litière : « Mes mères, je ne mérite pas de mourir parmi vous autres, mais si vous n'avez mon corps, vous aurez mon cœur. »

Le cancer avait fait de terribles progrès, malgré les remèdes d'Alliot. Sans se désespérer, l'entourage fit venir de Milan un nouvel empirique, qu'on appelait simplement le Milanais. Le 9 janvier, dix jours avant la mort de la reine, ce praticien au cœur robuste fit l'application de son onguent merveilleux sur l'agonisante résignée. Enfin, la pauvre patiente mourait le 20 janvier 1666, entre quatre et cinq heures du matin.

Pendant sa longue et cruelle maladie Anne d'Autriche s'occupait toujours des choses du Val-de-Grâce. Un jour, après une crise de douleurs, voyant sa fin prochaine, elle fit au roi ses dernières recommandations, dont par hasard, Mme de Monteville en entendit une, qui était de faire achever le Val-de-Grâce.

Le testament de la reine renferme plusieurs clauses relatives au monastère qu'elle aimait. La première est celle-ci : ordonne que son corps soit porté dans l'église de l'abbaye de Saint-Denis, et mis auprès du feu roi Louis XIII, après néanmoins que son cœur en aura été tiré par le côté, sans autre ouverture : ce qu'elle défend expressément; pour être son dit cœur porté dans l'église et abbaye du Val-de-Grâce, et mis dans la chapelle de Sainte-Anne de l'église de ladite abbaye. Plus loin : La dite dame Reine supplie le roi d'avoir agréable de faire valoir ce qui reste dû des deux cent mille livres dont il a donné le fonds en la présente année 1665 pour les bâtiments du Val-de-Grâce, et de vouloir encore bien faire un pareil fonds de deux cent mille livres en la prochaine année 1666 pour achever lesdits bâtiments. *Item*, la dite dame Reine veut et ordonne que les reliques et reliquaires qui sont dans son oratoire près de sa chambre, au château du Louvre à Paris, soient transportés en l'abbaye du Val-de-Grâce, et remis ès-mains des abbesses et religieuses du dit monastère. *Item*, veut et ordonne la dite dame Reine qu'en la dite abbaye du Val-de-Grâce il soit célébré à perpétuité, par chacun jour, une messe basse à son intention, en l'une des chapelles de la dite église (1).

Je crois utile, peut-être intéressant, d'ajouter quelques lignes à cette histoire à propos de Mlle de La Vallière, dont le souvenir demeure si étroitement uni à celui du fils d'Anne d'Autriche, que bien des gens, qui seraient embarrassés pour dire le nom de la femme légitime de Louis XIV, Marie-Thérèse, n'hésiteraient pas une seconde à prononcer celui de sa maîtresse.

Chose singulière, les traditions du Val-de-Grâce conservent et rapportent bien des légendes sur Mlle de La Vallière, nous la présentant presque comme une visiteuse habituée de la maison. On devrait pourtant penser que cette touchante irrégulière ne pouvait pas être dans les bonnes grâces de sa belle-mère d'occasion. Anne d'Autriche a été forcée

---

(1) Ceci pour les statisticiens : depuis le commencement de la régence jusqu'à sa mort, la reine a passé 146 nuits au Val-de-Grâce, et elle y est entrée 537 fois.

de la recevoir à Vincennes, à Saint-Germain, à Versailles, dans les résidences royales, mais elle ne l'aurait certainement pas attirée dans l'intimité de sa douce et pieuse retraite du Val-de-Grâce. N'importe, les gens vous parlent avec conviction des séjours de Mlle de La Vallière dans le saint monastère, et on y montre encore, comme objet de grande curiosité, un confessionnal dans lequel elle serait restée cachée pendant trois jours, après s'être échappée de la cour avec le maréchal de Bellefonds, son ami et son confident. Ce confessionnal, ainsi devenu historique, se trouve dans la petite sacristie attenante à la chapelle du Saint-Sacrement.

D'autres veulent même que Mlle de La Vallière ait habité le Val-de-Grâce, et désignent, sans hésiter, comme ayant été son hôtel particulier, une assez jolie maison qui sert au casernement des infirmiers.

Pures légendes, que démentent les renseignements contemporains, et que le raisonnement suffirait à confondre.

La tendre Louise s'est enfuie deux fois, dans des accès de fou désespoir. La première fois ce fut le 24 février 1662, elle n'avait pas encore dix-huit ans, à la suite d'une querelle avec son royal amant. Le roi l'avait quittée furieux. Ils étaient convenus, quelques brouilleries qu'ils eussent ensemble, de ne jamais dormir sans se réconcilier, s'écrire. Or, le roi n'écrivit pas, et La Vallière, après une nuit d'angoisses, désespérée, folle de chagrin, s'échappa des Tuileries et courut au couvent de Chaillot. Les bonnes sœurs ne voulurent pas la recevoir dans l'intérieur

de leur maison, et elle dut rester dans le parloir du
dehors. Le roi, prévenu bientôt, galopa jusqu'à
Chaillot, lui commanda de revenir, et envoya cher-
cher un carrosse pour la ramener. C'était encore
pour eux le beau temps des vraies amours.

Moins de dix ans après, vers le 11 ou 12 février
1671, Louise s'enfuit encore, et se dirigea vers le cou-
vent de Sainte-Marie de Chaillot. Il ne s'agissait
plus alors d'une simple brouillerie de jeunes amou-
reux, mais bien des tortures de la jalousie et des
humiliantes souffrances d'une rivalité odieuse. Louise
était répudiée pour la Montespan. Le roi ne monta
pas à cheval ; il envoya Colbert, avec ordre à La
Vallière de revenir sans différer. Arrivée au couvent
de Chaillot à six heures du matin, elle en sortit à
six heures du soir.

Dans tout cela il n'est nullement question du
Val-de-Grâce ; elle ne s'est pas plus réfugiée dans
ce couvent qu'elle ne l'a habité. Mlle de La Vallière
devenue maîtresse du roi continua à vivre et loger
chez Madame, dont elle était fille d'honneur ; puis,
vers le mois de septembre 1663, le roi la sachant
enceinte voulut l'éloigner de la maison de Madame ;
il lui acheta le petit palais de Brion, très modeste
pavillon, à un seul étage, dans le jardin du Palais-
Royal, du côté que longe actuellement la rue de
Richelieu. Plus tard il lui donna, à Versailles, rue
de la Pompe, un petit pavillon qui existe encore.
Hélas ! dans ce même pavillon qu'habitait Louise de
La Vallière, un jour il installa Mme de Montespan, et
les deux femmes vivaient ensemble ! On l'appelait

alors la maison de ces dames, et lorsque le roi se dirigeait de son côté, on disait : « Le roi va chez ces dames ! » Cette histoire est cruelle pour la mémoire du grand roi.

Enfin, quand la duchesse de La Vallière entra aux carmélites ce fut après mûres réflexions et non par un coup de tête. Le roi avait dû accorder son consentement. La royale délaissée prit officiellement congé de la cour; elle fit ses visites d'adieu le 20 avril 1674. Le soir, La Vallière parut à un dernier souper à la cour, chez Mme de Montespan, et le lendemain matin, après avoir assisté à la messe du roi, elle monta dans son carrosse. Ses deux enfants l'accompagnaient. Des amis, des parents occupaient une autre voiture. Pour cette dernière sortie la future recluse avait revêtu une robe d'apparat. A peine âgée de trente ans, jamais elle n'avait paru plus belle. Les carrosses avançaient au milieu de la foule tumultueuse et sympathique. Et puis la porte du couvent se referma sur elle.

Ce couvent des Carmélites existe encore aujourd'hui dans un assez large espace entre la rue Saint-Jacques, presque en face du Val-de-Grâce, et la rue Denfert-Rochereau. La porte par laquelle la pénitente y est entrée existe aussi, dans un enfoncement, occupé par un marchand de charbon, entre les maisons portant les numéros 282 et 286, mais elle ne s'ouvre plus.

Le nom de Mlle de La Vallière est resté populaire dans cette partie du quartier Saint-Jacques, et il est très naturel, très humain que chacun cherche à y

constituer à son profit un monument palpable de
l'aimable souvenir de l'amoureuse pécheresse. Les
gens du Val-de-Grâce ont fait comme les autres. Et
puis on se gêne si peu avec les menus faits de l'his-
toire. Ainsi, on peut voir dans l'église de l'île Saint-
Louis, près de la porte d'entrée, un petit bénitier en
pierre, encastré dans le mur, surmonté d'une tête
d'ange, et au-dessus une plaque de marbre sur laquelle
est écrit : Bénitier du couvent des carmélites de
Chaillot. Souvenir de la pénitence de sœur Louise
de la Miséricorde 1675. L'histoire des deux fuites à
Chaillot a fait confondre les couvents de Chaillot
avec celui des grandes carmélites du faubourg
Saint-Jacques, et le saint bénitier, présenté comme
témoignage d'un pieux repentir, bénéficie innocem-
ment du souvenir qu'une erreur lui a attaché.

HOPITAL MILITAIRE

DU VAL-DE-GRACE

La création de l'hôpital militaire du Val-de-Grâce a été une œuvre très laborieuse, qui rencontra les plus vives oppositions. Evidemment elle lésait beaucoup de petits intérêts, elle compromettait la réussite de bien des desseins ambitieux, elle déplaçait des positions acquises.

Il semble que la médiocrité, et le pouvoir injuste, aient l'instinct de découvrir dans une œuvre à peine ébauchée les germes d'une grandeur et d'une délivrance futures, humiliation pour les uns, détrônement des autres. Encore en projet, à peine en formation, l'hôpital militaire du Val-de-Grâce avait déjà ses puissants et implacables ennemis.

En recherchant ses origines j'avais rencontré un certain nombre de faits qui me paraissaient être les restes, un peu effacés, d'une lutte acharnée. Aussi n'ai-je pas été surpris de lire dans les mémoires de Desgenettes la phrase suivante d'un discours prononcé par le vénérable Coste : « On n'ignore pas que

pour poser, ensuite pour assurer la première pierre
de l'hôpital militaire de Paris, au Val-de-Grâce, le
conseil de santé eut à triompher des contradictions
les plus puissantes et les plus multipliées. »

Voyons, en effet, ce qui se passa. Après le décret
du 31 juillet 1793, qui autorise le ministre de la
guerre à faire servir la maison nationale du Val-de-
Grâce à un hôpital militaire, on voit surgir plusieurs
autres décrets qui se dressent en obstacles devant
l'exécution des projets du ministre. Ainsi, la Conven-
tion décide, le 7 ventôse an II (26 février 1794), que
le Val-de-Grâce deviendra un hospice pour les femmes
en couches et les enfants abandonnés. Son décret ne
reçoit aucune application, n'importe, pendant quelque
temps le Val-de-Grâce échappe au ministre de la
guerre, qui ne peut y installer les militaires malades.
Un peu plus d'un an après, le 20 messidor an III
(9 juillet 1795), le conseil de santé, consulté de nou-
veau, tient une délibération étudiée, et conclut à la
translation au Val-de-Grâce de l'hôpital militaire de
Paris, et les intéressés trouvent le moyen de faire dé-
créter par la Convention, à la date du 10 vendémiaire,
an IV (2 octobre 1795), que le Val-de-Grâce servira
d'hôpital militaire pour la légion de police. Et les
malades de la légion de police ne vont pas plus au
Val-de-Grâce que n'y étaient allées les femmes en
couches.

En même temps on cherche à ranimer et fortifier
le Gros-Caillou pour en faire un adversaire solide et
résistant, et l'on obtient un décret de la Convention
(17 vendémiare, an IV, 9 octobre 1795) qui règle

étroitement toutes choses, multiplie les recommandations rigoureuses, établit une surveillance active, place enfin les affaires de cet hôpital sur un pied d'immuable stabilité. Résistance vaine; environ quinze jours après l'édiction de ce dernier décret le Val-de-Grâce ouvre ses portes pour recevoir les malades du Gros-Caillou.

Je n'ai trouvé nulle part la mention et la date officielles de l'entrée en fonctionnement de l'hôpital du Val-de-Grâce. L'indication en est donnée, mais d'une façon très large, dans l'article *Médecine militaire* du dictionnaire en 60, par Fournier-Pescay ; on y lit : un règlement du 26 prairial an IV (15 juin 1796) décida que l'hôpital du Val-de-Grâce, à Paris, *fondé l'année précédente par le conseil de santé...* Fournier-Pescay indique ainsi l'année 1795, et non une date précise. Un précieux renseignement, fourni par les archives du ministère de la guerre, nous permet de la fixer avec assez de précision. Le 7 brumaire an IV (29 octobre 1795) le ministre fit à la fois trente nominations au Val-de-Grâce, désigna trente officiers de santé, vingt médecins et chirurgiens, dix pharmaciens pour le service de ce nouvel hôpital. Ce fait seul constituerait une démonstration s'imposant sans arguments, et cependant, tant notre esprit veut pour le contenter des énonciations précises, j'ai été fort aise de le voir confirmé par Desgenettes. Ce médecin raconte, en effet, que Dufouart végétait douloureusement dans les fonctions de chirurgien en chef de l'hôpital militaire du Gros-Caillou, quand cet établissement fut supprimé et réuni au Val-de-Grâce.

C'est donc bien à la fin d'octobre, ou dans les premiers jours du mois de novembre 1795 que l'ancien monastère du Val-de-Grâce est devenu un hôpital militaire, l'hôpital militaire de Paris. J'insiste sur cette date parce qu'on ne la trouve pas dans les notices concernant notre hôpital, et parce que la plus formelle erreur est répétée à ce sujet par la plupart des différentes histoires de Paris, les auteurs se contentant de se copier sans remonter aux sources. Dans le tableau de Paris d'Edmond Texier (Paris 1852); dans la nouvelle édition de Lebeuf, par Cocheris; dans le dictionnaire de Dezobry et Bachelet se répète invariablement cette phrase : sous l'empire, le Val-de-Grâce devint l'un des hôpitaux militaires de la garnison de Paris. Or, aux premiers jours de l'empire l'hôpital militaire du Val-de-Grâce existait déjà depuis neuf ans, et pendant six ans il avait été hôpital d'instruction.

Que devint notre couvent quand les religieuses l'eurent quitté? A-t-il été utilisé et de quelle façon? Je ne puis le raconter avec certitude, n'ayant découvert aucun document positif sur son histoire à cette première époque; mais j'ai de bonnes raisons de croire qu'il demeura en état, sans être employé à aucun usage.

La pièce officielle la plus ancienne relative au Val-de Grâce devenu propriété nationale, est datée du 11 mai 1793 (1) (Arch. nationales, liasse E. 15-395). C'est un compte rendu par les citoyens Désoteux,

____

(1) La date est ainsi écrite : 11 mai 1793, an 2 de la République française. En réalité c'était l'an I; mais le 2 janvier 1793 la Con-

Bayen et Coste d'une visite faite par eux au Val-de-Grâce.

Le ministre de la guerre avait consulté le conseil de santé sur la convenance d'établir un hôpital militaire dans les bâtiments du Val-de-Grâce ; le conseil délégua trois de ses membres pour visiter le local ainsi proposé, et rendre compte des dispositions qu'il présentait. Le ministre leur adjoignit le commissaire des guerres de la 17e division, et le citoyen Roucelle, architecte du département de la guerre.

Le rapport est très favorable à l'établissement projeté. Le reproduire en entier serait une longueur, mais relevons quelques observations : l'église a paru plus propre à servir d'entrepôt à quelques objets de magasin qu'à y placer des malades ; il est nécessaire de procéder à des réparations et dispositions particulières, les principales consisteront à abattre toutes les cloisons formant les cellules des sœurs, à ouvrir plusieurs fenêtres. Les commissaires des guerres n'ont pas de données suffisantes pour évaluer si la dépense des réparations préalables compensera les avantages que ce local paraît présenter sur celui de de la rue Babylone.

Dans ces passages ainsi, du reste, que dans les autres parties du rapport, il n'est fait aucune mention d'objets, de ballots déposés dans l'église, non plus que de l'occupation actuelle des locaux par des personnes, par une industrie, par une exploitation

vention nationale avait décrété que la seconde année de la République daterait du 1er janvier 1793. Ce décret ne fut pas appliqué longtemps, mais il l'était encore au mois de mai.

quelconque; de plus, il est constaté que les choses des bâtiments sont restées dans l'état où elles étaient quand la communauté a dû vider les lieux. Ces faits me paraissent constituer des raisons suffisantes pour admettre, comme je le disais tout à l'heure, que le monastère abandonné demeurait inoccupé. Nous reconnaissons aussi que des études se poursuivaient pour le choix d'un hôpital militaire, et que divers établissements étaient proposés, puisqu'il était question en même temps de celui de la rue Babylone.

Le compte rendu de la visite fut donc présenté au conseil de santé, le 11 mai 1793; celui-ci adoptant le rapport de ses commissaires et approuvant leurs vues, arrêta qu'une expédition de ce rapport serait adressée sur-le-champ au ministre de la guerre. Les membres du conseil ont signé: Heurteloup, Coste, Bayen, Nufin, Saucerotte, Le Preux, Parmentier, Sabatier, Groffier, Daignan, Vergez, Désoteux.

Les conclusions favorables du rapport furent adoptées, et, le 31 juillet 1793, la Convention promulgua un décret autorisant le ministre de la guerre à faire servir la maison nationale du Val-de-Grâce à un hôpital militaire.

Il est donc juste de dire que l'hôpital du Val-de-Grâce a été fondé par un décret de la Convention du 31 juillet 1793, mais on se tromperait largement si on croyait que son fonctionnement a commencé le même jour. Entre la promulgation d'un décret et son exécution il arrive souvent que de longs jours s'écoulent.

Néanmoins les ouvriers se mirent à l'œuvre dans

l'ancien monastère. — Mais les travaux d'appropriation durent marcher assez lentement, peut-être furent-ils plusieurs fois suspendus, car ce n'est que
deux ans après qu'ils sont présentés comme terminés.

Le 20 messidor an III (9 juillet 1795) le citoyen
Roucelle, architecte du département de la guerre,
apporta au conseil de santé un rapport contenant la
description des bâtiments, jardins et dépendances
composant la ci-devant abbaye du Val-de-Grâce,
disposée à l'usage d'un hôpital militaire. Cette description (Arch. nat. liasse F. 15.395) est intéressante
pour nous, car elle indique la correspondance des
pièces et salles de l'ancien monastère avec celle du
nouvel hôpital. Il y est dit que l'hôpital pourra contenir à l'aise 1,000 lits, chacun de 3 pieds de large,
sur 6 pieds de long. et de distance l'un de l'autre
d'environ trois pieds.

La lecture en fut faite devant les membres du conseil de santé réunis, et, séance tenante, eut lieu une
délibération, qui me paraît si importante que, malgré
ma crainte des longueurs, je la transcris en entier.

Extrait des délibérations du conseil de santé.
Séance du 20 messidor, an 3ᵉ de la République française, une et indivisible.

Le conseil de santé, après avoir pris connaissance
de la description du local du Val-de-Grâce, faite le
17 du présent mois par ses commissaires réunis
au commissaire ordonnateur de la 17ᵉ division et à
l'architecte des commissions exécutives ;

Après s'être fait représenter le compte rendu dès le 11 may 1793, par les commissaires nommés par lui, à cette époque, à l'effet de visiter ce local, conformément au décret qui l'avait consacré à un hôpital militaire, rapport qui fut adopté par le conseil de santé et adressé par lui au ministre de la guerre.

Considérant tous les avantages qui résulteraient pour le service de l'hôpital militaire de Paris, d'être transporté dans la ci-devant abbaye du Val-de-Grâce, tandis que l'hôpital actuel du Gros-Caillou, très insuffisant pour son objet, serait plus que suffisant pour réunir les enfants de la patrie, qu'on se propose d'établir au Val-de-Grâce ;

Considérant que le comité de Salut public a arrêté le 1er de ce mois, qu'il serait formé à l'hôpital militaire de Paris, une école clinique de médecine, de chirurgie et de pharmacie, propre à servir de modèle aux institutions de ce genre, dont la prompte restauration est impérieusement exigée par l'intérêt de la science, celui de l'humanité, et plus spécialement par celui du service de santé militaire, qu'il est si essentiel de rendre à sa première uniformité, et dans lequel il importe que les candidats soient initiés par des hommes que leurs talents, leur expérience et leur succès dans cette carrière appellent à ces importantes fonctions ;

Considérant qu'un établissement semblable serait presque impossible dans l'hôpital actuel du Gros-Caillou, tandis que le local du Val-de-Grâce offre toutes les facilités qui pourraient concourir à sa perfection ;

Le conseil de santé arrête que copie de la descrip-
tion topographique faite par les derniers commis-
saires et copie du compte rendu par les premiers, le
11 mai 1793, seront sur-le-champ adressées au co-
mité de Salut public, à celui d'instruction, et à celui
des secours de la Convention nationale, avec invita-
tion de concourir de tous leurs pouvoirs à faire pro-
noncer la translation avantageuse de l'hôpital mili-
taire de Paris au Val-de-Grâce, et celle de l'admi-
nistration des enfants de la patrie, à l'hôpital du
Gros-Caillou.

Pour extrait conforme :

Les membres du conseil de santé,

Heurteloup, Coste, Saucerotte, Bayen, Nufin,
Parmentier, Le Preux, Wignan, Sabatier, Verger,
Biron (Arch. nat. liasse F. 15.395).

A partir de ce moment s'engagèrent les combats
et les luttes ardentes entre les partisans du nouvel
hôpital et leurs adversaires, conservateurs intéressés;
c'est alors que furent dressées les difficultés, amon-
celés les obstacles contre l'établissement définitif
du Val-de-Grâce. Cependant tout est préparé; les
hôtes seuls manquaient à la grande demeure prête à
les recevoir, et ce n'est que quatre mois plus tard que
ses portes hospitalières purent enfin s'ouvrir, renver-
sant le groupe des jaloux qui s'appuyaient contre elles.

C'est donc dans les derniers jours du mois d'oc-
tobre 1795, ou dans les premiers jours du mois de
novembre, que le Val-de-Grâce, devenu hôpital mi-
litaire de Paris, reçut d'abord les malades évacués du

Gros-Caillou, et puis chaque jour, ceux de la garnison de Paris.

J'ai dit qu'à la date du 7 brumaire an IV (29 octobre 1795) vingt chirurgiens et médecins, et dix pharmaciens furent nommés à l'hôpital du Val-de-Grâce. Voici les noms des trois officiers de santé en chef : Percy (Pierre-François) chirurgien ; Gilbert (François) médecin ; Bruloy (Sabin-Joseph) pharmacien. A cette époque et depuis, jusqu'à l'année 1852, les trois officiers de santé les plus anciens de chaque spécialité alternaient pour la chefferie de l'hôpital, dont ils étaient titulaires à tour de rôle chacun pendant trois mois.

Dans la même nomination les seuls noms qui aient conservé une juste notoriété, et qu'il est intéressant de signaler, sont les noms de Desgenettes, de Barbier, de Saucerotte ; ils étaient chirurgiens ou médecins en second.

Percy, éloigné pour un motif que j'ignore, sans doute retenu aux armées combattantes, ne rejoignit pas ce poste qui lui avait été désigné, et, par le fait, il n'a jamais paru au Val-de-Grâce. Il est probable qu'il en fut de même du pharmacien Bruloy. Sa nomination, inscrite sur un registre officiel est pourtant certaine, mais Desgenettes ne le cite pas dans ses mémoires, et rapporte que le premier pharmacien en chef fut Brogniart.

Le chirurgien Noel fut nommé à la place de Percy. Il avait été chirurgien-major à un régiment d'infanterie, puis chef du service de santé dans l'expédition des Indes aux ordres du comte de Bussy. Il sortait de l'armée du Nord, quand un arrêté spécial du Directoire l'appela au Val-de-Grâce. Desgenettes dit de lui: « homme instruit, judicieux, franc et loyal, il ne lui manqua, pour occuper avec succès la place qu'il avait obtenue à Paris, que d'avoir pratiqué davantage la chirurgie. » Ce dernier trait est bien joli dans sa cruauté.

Noel ne resta pas longtemps au Val-de-Grâce, à cause d'une fâcheuse aventure qui lui arriva; elle est racontée par Desgenettes. Un pauvre soldat, atteint de la maladie de la pierre, arriva à l'hôpital dans un état déplorable, épuisé, cachectique; néanmoins Noel se décida à l'opérer. La chose étant d'importance, le commissaire des guerres, M. d'Hillerin, assista à l'opération, en uniforme, porteur de ses insignes. Noel était fort ému, ses mains tremblaient, les tenettes n'arrivaient pas à saisir le calcul. Le commissaire des guerres, sensible et impressionné, demandait à chaque instant si ce n'était pas fini. L'opération dut rester inachevée; le patient fut porté dans un bain, et il mourut bientôt. M. d'Hillerin ne pardonna pas à l'infortuné Noel les moments anxieux par lesquels il avait passé, et adressa au ministre un foudroyant rapport, sur le vu duquel le Directoire prononça la destitution du chirurgien en chef, premier professeur au Val-de-Grâce.

Le conseil fit agréer Dufouart en remplacement de Noel congédié.

A la date du 18 pluviôse an IV (28 janvier 1796), on trouve la nomination au Val-de-Grâce de Larrey (Dominique-Jean), chirurgien de 1re classe; il fut chargé de professer l'anatomie. Mais il n'a rempli ses doubles fonctions de chirurgien et de professeur que pendant un an et quelques mois. D'abord il fut envoyé à l'armée d'Italie, comme chirurgien en chef adjoint le 25 avril 1797, et il revint au Val-de-Grâce le 16 octobre de la même année.

Puis, dans les premiers mois de l'année 1798, il dut se rendre à Toulon, avec la mission d'organiser le service des secours médicaux pour l'expédition d'Égypte. Pendant tout le cours de son active et brillante carrière Larrey aimait à rappeler qu'il avait été professeur au Val-de-Grâce. Ce fut toujours pour lui un titre précieux.

Méhée, dont le nom est honorablement connu, faisait aussi partie du personnel de l'hôpital dans cette période de début. Desgenettes a tracé son portrait en quelques lignes. « Le docteur Méhée ne fut chargé d'aucun cours, et comme il faisait pendant six mois de l'année sa visite à quatre heures du matin, personne ne suivait sa pratique. C'était un homme de bien; il devait sa position au Val-de-Grâce, peu en harmonie avec ses talents, au crédit de son fils. Galant homme, philosophe, philanthrope, se croyant du goût pour les arts, il faisait de mauvais vers à ses poules et à leurs œufs. Il publia, plus tard, un ouvrage sur les plaies d'armes à feu, en prenant le titre de professeur de l'hôpital militaire de Paris. »

Le nombre des malades fut tout de suite considérable: ainsi j'ai relevé sur le plus ancien registre conservé aux archives de notre hôpital les chiffres des journées de traitement pendant quelques mois de l'an IV (1795-1796), ils sont assez élevés :

Pluviôse 3035
Ventôse . . . . : . . 2487
Germinal. 2189
Floréal. 2472
Prairial. 2987
Messidor 2248

Il y eut 250 entrants dans le mois de pluviôse, et 340 dans le mois de ventôse. On peut juger par ces quelques chiffres de ce qu'était alors le mouvement habituel des soldats hospitalisés.

Il est répété sur plusieurs pièces officielles que l'hôpital du Val-de-Grâce pouvait contenir 1000 à 1200 malades. A une certaine époque, longtemps après sa fondation, il devint insuffisant. Le 15 octobre 1818, l'administration des hôpitaux acheta, à Picpus, un vaste local où trouvaient place près de 600 lits, pour servir de succursale au Val-de-Grâce. L'hôpital militaire de Picpus a existé jusqu'en 1830. Les deux officiers de santé en chef, Audouard, médecin ordinaire, et Grosse (Pierre), chirurgien-major, sont restés à la tête de cet établissement pendant les douze années de son fonctionnement. Exemple de stabilité bien rare aujourd'hui.

L'hôpital du Val-de-Grâce recevait seulement les blessés et les fiévreux; quant aux galeux et consorts ils étaient traités à l'hôpital de Saint-Denis. Cette ville s'appelait alors Franciade. Le nom Saint-Denis évoquait trop de souvenirs religieux et royaux; il avait fallu le changer.

Quelques historiens mal informés ont écrit, renversant les termes, que le Val-de-Grâce était consacré aux maladies spéciales. Il n'en était rien. Mais ce qui est bien sûr c'est qu'à une certaine époque on a voulu supprimer l'hôpital de Saint-Denis, le fondre dans celui du Val-de-Grâce, et que d'actives démarches, de puissantes influences ont empêché l'exécution de ce dessein.

Un registre de correspondance, conservé dans les archives du Val-de-Grâce, nous renseigne curieusement à ce sujet. Par arrêté des consuls, du 23 nivôse an X (13 janvier 1802), il fut décidé que l'hôpital de Saint-Denis, de galeux et consorts, serait évacué sur celui du Val-de-Grâce. Les directeurs de ce dernier hôpital accusent réception de cet arrêté, et présentent quelques observations dans trois lettres du 1er, du 3 et du 4 pluviôse (21, 23 et 24 janvier 1802). Puis, par lettre du 5 pluviôse (25 janvier), ils annoncent que le Val-de-Grâce est prêt à établir 1000 lits, que l'emplacement est disposé. Il n'y aura donc plus qu'un seul et même hôpital pour une seule et même garnison. En attendant, les militaires atteints des affections spéciales entrent directement au Val-de-Grâce, ainsi que nous l'apprend une lettre du 12 pluviôse an X (1er février 1802) : « après l'arrêté il s'est présenté ici des galeux et autres, on les a reçus, et on leur a affecté des effets mobiliers du service ordinaire. Le conseil vous invite à ordonner le versement des effets destinés aux deux espèces de maladies qui seront désormais traitées dans notre hôpital. »

La translation paraissait donc bien décidée, prête à

s'effectuer. Cependant par un nouvel arrêté des consuls du 17 pluviôse (8 février), la réunion de l'hôpital de Saint-Denis à celui du Val-de-Grâce est suspendue. Bientôt, un dernier arrêté, du 13 ventôse (4 mars 1802) vient rapporter celui du 23 nivôse, et Franciade conserve son intéressant hôpital.

Beaucoup d'agitation, résultat nul. La réunion projetée était avantageuse à tous les points de vue; de petites intrigues l'ont empêchée.

Certes, à toutes les époques, les gens ont toujours montré un vif attachement pour les places qu'ils occupent, mais rarement attachement fut aussi justifié que pendant la période agitée qu'on traversait alors. Les moyens d'existence n'étaient pas communs; quand des privilégiés en avaient trouvé un auquel s'accrocher ils s'y cramponnaient en désespérés. Les vastes établissements comme les hôpitaux peuvent fournir à un grand nombre de personnes de petites occupations, de petits travaux rémunérateurs pour lesquels il n'y a pas besoin d'apprentissage; il est aussi plus facile qu'ailleurs de s'y dérober aux recherches indiscrètes ou haineuses. On comprend que les affamés et les suspects défendissent leur refuge avec une impitoyable énergie.

Il est bien sûr que plus d'un religieux renvoyé de son couvent, plus d'un prêtre menacé dans son état, ont dû trouver dans les hôpitaux un asile discret et le pain de la vie.

Desgenettes raconte à ce propos une assez curieuse anecdote. La chose s'est passée le jour même de son mariage, dans l'église Saint-Jacques du Haut Pas.

La cérémonie avait été célébrée de bonne heure par un prêtre assermenté, et la messe étant terminée, les nouveaux époux se rendirent à la sacristie, suivis des gens de la noce, comme on fait d'habitude. En même temps qu'eux entrait un prêtre qui venait de dire sa messe. Pendant qu'il se dépouillait de ses vêtements sacerdotaux Desgenettes jeta machinalement ses regards sur lui, et il reconnut, à son grand et gai ébahissement, un des aides pharmaciens du Val-de-Grâce. Le pieux personnage disait ainsi sa messe chaque matin avant d'aller faire son service. Cette association singulière de deux états bien différents, le spectacle de cet homme à la fois prêtre et pharmacien, porte l'esprit à une douce gaîté.

Je ne sais pendant combien de temps l'hôpital de Saint-Denis fut conservé, mais en 1808 il existait encore avec son caractère spécial. Le commissaire ordonnateur écrit, le 12 avril 1808, au commissaire des guerres Fradiel, que les chevaux-polonais et les fusiliers de la garde seront traités aux hôpitaux militaires du Val-de-Grâce et de Saint-Denis.

Les quelques documents de nos archives et des journaux de l'époque ne mentionnent aucun fait particulier ou intéressant sur le fonctionnement intérieur de notre hôpital; nous devons donc croire qu'il évoluait dans les conditions habituelles et normales. La direction de l'établissement, le mode de son administration ont dû changer plusieurs fois. Le 8 vendémiaire an VII (30 septembre 1798), une décision du Directoire, promulguée par le ministre de la guerre Scherer, mit les hôpitaux militaires en régie intéressée. Puis, ils furent dirigés par un conseil d'administration, sous la dépendance d'un directeur central des hôpitaux militaires. Un arrêté des consuls (15 frimaire an IX, 4 décembre 1800) déclare que les fonctions du directoire central et des conseils d'administration sont purement civiles. Enfin, un décret impérial du 10 avril 1806 supprime les conseils d'administration; ils seront remplacés par un seul fonctionnaire, chargé, sous la dénomination d'inspecteur, de la surveillance du service administratif, et par un économe comptable, qui sera tenu de fournir un cautionnement en immeubles.

Disons en passant que la Convention avait décrété (28 nivôse an II, 19 janvier 1794) que les linges provenant des églises supprimées seraient mis à la disposition des hôpitaux militaires.

Le service des salles, des bâtiments, était assuré par un nombreux personnel. Une loi, délibérée par l'Assemblée nationale, à la veille de sa dissolution, le 19 septembre 1792, ordonnait que les veuves et orphelines des défenseurs de la patrie tués à la guerre, seraient de préférence employées pour le service des infirmeries invalides et des hospices militaires. Veuves ou non, beaucoup de femmes s'établirent dans les maisons qu'on leur ouvrait ainsi. La besogne était bien médiocrement faite. Le registre des correspondances nous transmet les plaintes amères de l'économe du temps. « La véritable économie, dit-il, serait celle de tout le gaspillage qu'entraîne la multiplicité des individus. Qu'on compare le service fait anciennement dans nos hôpitaux civils par un si petit nombre de filles de la charité aidées par quelques hommes de force, et l'économie se révolte de cette nuée d'infirmiers et de sous-employés multipliés dans les hôpitaux militaires » (15 thermidor an VIII, 3 août 1800). Et cependant, ajoute-t-il, le Val-de-Grâce doit, par sa position à Paris, devenir le modèle des réformes que le gouvernement croira devoir tenter.

Comme aujourd'hui, le plus mince employé se di-sait fonctionnaire de l'Etat. L'histoire du balayeur Schmitz est vraiment comique. Le balayeur Schmitz, très mauvais serviteur, s'adresse au directoire central, au premier Consul, demandant que sa place soit rendue inamovible. Le chef de l'Etat invité à décréter l'inamovibilité d'une place de balayeur ! Ces choses-là ne s'inventent pas. (Lettre du 23 thermidor an VIII, 11 août 1800.)

A propos d'une réclamation de la maîtresse lin-gère, la dame Vendome, l'économe écrit que trois de ces lingères ne sont pas de véritables ouvrières, mais des dames logées et nourries abusivement à l'hôpital, qui n'étant surveillées par personne ne travaillent qu'autant que bon leur semble. (Lettre du 29 vendémiaire an X ; 21 octobre 1801.)

La situation des directeurs devait être bien difficile, d'autant plus que l'argent leur manquait souvent et qu'ils n'avaient pas de crédit. Leurs lamentations sur ce douloureux chapitre reviennent à plusieurs repri-ses dans le registre de correspondance. Quand il fal-lait refuser des denrées de trop mauvaise qualité, on ne savait comment s'en procurer d'autres, faute d'ar-gent pour les payer comptant, faute de crédit auprès d'un fournisseur à terme. Non, ils n'étaient pas heureux. Il faut aussi entendre leurs plaintes désolées contre ceux avec qui l'hôpital a passé des marchés imprudents. « Tout ne rentrera dans l'ordre qu'autant qu'on s'adressera aux hommes de la chose, et non point à ces entrepreneurs banaux n'ayant aucun caractère, qui ne connaissent point la denrée qu'ils vendent, et pour qui la chose publique est une vache à lait dont ces messieurs tirent 8 à 10 pintes cent, et tarissent ainsi les mamelles. » (Lettre du 15 fructidor an VIII ; 2 septembre 1800.)

Qui lirait aujourd'hui ces lignes, non datées, pourrait les croire écrites d'hier. Les entrepreneurs banaux sont encore le fléau de nos adjudications.

La question des logements est aussi une source abondante de tracas pour les infortunés administrateurs. La plupart des personnes composant le haut personnel de l'hôpital avaient été logées aux frais de l'État, par les soins du ministre de la guerre Petiet, les uns, les plus élevés en grade, dans les bâtiments du Val-de-Grâce, les autres dans un vaste et beau local situé rue d'Enfer, l'ancien hôtel de Saluces. Mais il y eut des mutations, des changements d'emploi, et les familles ne voulaient pas déguerpir quoique leur chef, le titulaire du logement, ne fût plus présent. D'autres, qui s'étaient emparés d'une chambre, ne consentaient pas à la quitter. « Madame Desgenettes, dont le mari est en Egypte, occupe onze pièces, dont cinq chambres et six cabinets ; faveur très onéreuse au gouvernement qui paie un logement aux officiers de santé qui pourraient occuper l'appartement de Mme Desgenettes. De plus, des officiers de santé de 1re classe, qui touchent le prix de leur loyer, occupent abusivement l'un une chambre, l'autre trois. Les gens logés ne veulent pas déloger, et les gens à loger ne veulent pas se déplacer, aimant mieux toucher vingt-cinq francs par mois que d'avoir un logement. » (Lettre du 13 brumaire an IX, 4 nov. 1800.)

Autre plainte : « Cette maison, hôtel de Saluces, a été mise à l'usage de l'hôpital dans un temps où la multiplicité des domaines nationaux· rendait cette mesure si facile ; dès lors, les officiers de santé s'y sont logés ; la maison n'est plus occupée aujourd'hui qu'abusivement et sans autorisation dont on puisse justifier. Cette maison ne paie aucune redevance au domaine, et n'est entretenue ni par lui, ni par le génie. » (Lettre du 27 brumaire an X, 18 novembre 1801.)

J'estime que Mme Desgenettes et nos camarades d'autrefois n'ont pas fait preuve alors d'une bien consciencieuse discrétion.

La résistance la plus énergique contre tout déplacement me paraît être celle d'un certain citoyen Champion. Son histoire ferait vraiment le sujet d'un poème héroï-comique. Au mois de pluviose an VIII (janvier 1800), le citoyen Champion, économe de l'hôpital du Val-de-Grâce, avait été destitué pour quelques imprudences de comptabilité, et remplacé par le probe citoyen Berton. Sous prétexte de comptes à rendre, le citoyen Champion obtint de rester dans la maison pendant un mois, et d'y conserver son logement. Le mois écoulé, la citoyenne Champion se trouva enceinte et prête d'accoucher ; un nouveau délai fut accordé par sentiment d'humanité. Les suites de couches furent difficiles ; encore un délai. Bref, cinq mois s'étaient écoulés, et le citoyen Champion, agent destitué, demeurait toujours dans la place. Il y avait abus et inconvenance. Ne pouvant plus arguer de l'état de santé de la citoyenne son épouse, complètement rétablie, il assura qu'une place lui était promise, et s'engageait à partir dès qu'il l'aurait obtenue. Nouveau sursis. Cependant la nomination n'arrivait pas, et Champion restait quand même. Enfin le conseil, à bout de patience, lui enjoignit de remettre les clefs de son appartement au citoyen économe. Comme il ne fut plus question de lui, j'aime à penser qu'il s'est exécuté. N'importe, sa résistance fut opiniâtre ; il devait partir au mois de janvier et ce n'est qu'à la fin du mois de septembre qu'on pût le mettre dehors, après huit mois de siège. (Lettres des 8 messidor, 3 thermidor, 15 thermidor an VIII, 7 vendémiaire an IX, 27 juin, 22 juillet, 3 août, 29 septembre 1800.)

Tous ces détails d'intérieur nous montrent les obstacles que rencontrait l'exécution courante du service. Les éléments essentiels faisaient défaut aux directeurs de l'hôpital, l'argent, la bonne volonté des serviteurs et surtout l'autorité.

Cela ne les empêchait pas de veiller à la salubrité de l'hôpital. L'hygiène, dont on n'avait pas encore fait une carrière, était cultivée par tous avec simplicité, mais avec conviction. Ces candides d'autrefois avaient déjà remarqué que la chaleur était le meilleur désinfectant. Intuition du microbe avant sa démonstration. Ils écrivaient : « On se contente d'aérer les vêtements des malades. Il n'y a que le feu qui puisse opérer leur désinfection, surtout en appliquant le calorique d'une manière convenable. Il faut une caisse en tôle dans laquelle on déposerait pendant douze heures le vestiaire des soldats entrants ; cette caisse serait chauffée par un des foyers de chaleur, si multipliés dans les hôpitaux. » (Lettre du 8 messidor an VIII, 27 juin 1800.) Les congrès nationaux d'aujourd'hui répètent ces mots de nos anciens, mais avec plus de sonorité. Quelles leçons de modestie nous donne le passé !

Je ne sache pas que l'humble caisse en tôle ait jamais été construite, mais je puis dire que cette demande de l'an 1800 a été renouvellée quatre-vingt-six ans après, avec une insistance convaincue, par un ayant droit bien intentionné. On lui a répondu par les meilleures espérances ; il a quitté le Val-de-Grâce avant leur réalisation. Cependant le génie a donné des arrhes ; il a étudié le terrain et établi des plans.

D'autres petites faits, intéressants à un point de vue différent, nous indiquent la modification de la pensée publique, le retour à la simple appréciation des choses, qui retrouve sa place quand le bon sens général et la conscience du droit commun passent leur puissant niveau sur les enthousiasmes révolutionnaires et leurs exagérations radicales.

Le conseil demande au directoire central que les salles soient désignées par des noms de bataille au

lieu de l'être par des numéros. « Elles avaient jadis
des désignations patronymiques, lorsque ces institu-
tions appartenaient de plus près à la religion ; depuis
elles en ont eu de révolutionnaires qui doivent ces-
ser d'exister. » Lettre du 8 messidor an VIII ; 27 juin
1800.)

Le conseil demande encore que le jardin potager
soit rendu à l'hôpital ; il n'est loué que douze
cents francs, qui ne sont même pas payés. Et puis on
a attribué une trop grande partie au jardin botani-
que, « car la manie de l'instruction a succédé à la
manie du vandalisme » (Lettre du 4ᵉ jour complémen-
taire, an VIII, 21 septembre 1800). Manie de l'ins-
truction ! C'est actuel.

Le 28 prairial an X (29 juin 1802), les malades
de l'hôpital signent une pétition à l'effet d'obtenir
que l'exercice du culte soit rétabli dans l'église du
Val-de-Grâce.

Bien des erreurs ont été imprimées à propos de
l'emploi de cette église depuis sa fermeture ; erreurs
de dates, sans grande importance, du reste. Il est
extrêmement probable que l'église est restée déserte,
inoccupée, jusqu'au mois de février 1804. Je n'arguë
pas de la pétition des malades, quoiqu'elle soit
mieux justifiée par l'état d'une église abandonnée
que par celui d'un monument servant de magasin,
j'apporte des documents recueillis aux archives na-
tionales.

Le 5 vendémiaire an XII (27 décembre 1803), le
général Dejean, directeur de l'administration de la
guerre, écrit au ministre de l'intérieur que la maison

des Carmélites ayant été désignée pour servir de
caserne de cavalerie, il était indispensable que le
magasin central des hôpitaux établi dans cette mai-
son fût transporté dans un autre local. Puis, un peu
plus d'un mois après, le 27 pluviôse an XII (16 fé-
vrier 1804), il écrit encore, qu'obligé de faire évacuer
tout de suite le magasin des hôpitaux militaires qui
doit servir au logement de la garde des consuls, il
demande à utiliser, comme magasin, les bas côtés
de l'église du Val-de-Grâce. Et, le 2 ventôse an XII
(21 février 1804), le ministre de l'intérieur lui répond
qu'il consent à ce que les bas côtés de l'église du
Val-de-Grâce soient occupés par les magasins des
hôpitaux militaires, les bas côtés seulement afin de
conserver la vue artistique de la nef et du chœur,
sous la condition qu'il sera pris des mesures pour
éviter toute dégradation.

Il n'est pas question de déplacer quoi que ce soit
dans l'église, ce qui indique qu'elle devait être vide,
et il est enjoint de prendre des dispositions pour em-
pêcher tout dégât, dispositions qui certainement
eussent été déjà prises si des objets quelconques y
avaient été déposés antérieurement.

On est surpris de voir le général Dejean s'adresser
ainsi au ministre de l'intérieur pour l'occupation de
cette église d'un hôpital militaire. C'est que depuis
la suppression des couvents, l'église de l'ancienne
abbaye du Val-de-Grâce avait été placée dans les
attributions du ministre de l'intérieur, comme *monu-
ment conservé sous le rapport de l'art*. L'hôpital
dépendait du ministre de la guerre, et l'église du

ministre de l'intérieur. Cette dualité de possession a suscité quelques conflits entre les deux ministères. Des réparations à la grande grille sur la rue Saint-Jacques étant devenues nécessaires, ni la guerre, ni l'intérieur ne voulaient les exécuter. La guerre prétendait que la grille était une décoration en avant de l'église, entrant dans les charges du ministre de l'intérieur, et l'intérieur répliquait que la grille et la cour étaient des dépendances de l'hôpital, que les charrettes, les convois entrant dans l'hôpital heurtaient la grande barrière, ébranlaient ses piliers, et que l'hôpital devait réparer les dégâts dont il était cause. (Lettre du 27 pluviôse an XIII, 8 janvier 1805.)

Une décision de l'Empereur fit cesser ce douteux état de choses. Par décret du 12 mars 1808, l'église du Val-de-Grâce passa au département de la guerre, à partir du 1er avril 1808. Pourtant ce fut seulement le 27 avril 1809 que, sur la demande du ministre de la guerre, le ministre de l'intérieur chargea un de ses architectes, probablement Legrand, qui était alors architecte des monuments publics conservés sous le rapport de l'art, de faire la remise officielle et contradictoire de cet édifice, ce qui a été exécuté peu de jours après. (Rapport du ministre de l'intérieur, 10 décembre 1809.)

A cette époque-là, l'église du Val-de-Grâce était affectée à la pharmacie centrale des hôpitaux militaires, mais elle demeurait toujours l'entrepôt de certains effets militaires. Des lettres de 1807 et 1809 demandent des réparations aux fenêtres du dôme, dont les carreaux brisés donnent passage à la pluie, qui altère les peintures, et nuit aux effets des hôpitaux déposés dans l'église.

Baudens dit que la chapelle du Saint-Sacrement servit de dépôt des morts et de salle de dissection pour les élèves de l'hôpital. Je ne sais quelle est la source de ce renseignement, j'aurais aimé à la retrouver. C'est que les abords de cette chapelle ne sont pas larges aujourd'hui; une civière portée par deux hommes aurait grand'peine à passer par les corridors qui y conduisent. Sans doute, les dispositions étaient différentes.

Nous avons déjà dit que l'église, après avoir longtemps servi de magasin, fut rendue au culte le 16 avril 1826. La chapelle du Saint-Sacrement, lorsqu'elle cessa d'être un dépôt des morts, si elle l'a jamais été, fut utilisée comme entrepôt d'effets; elle ne se rouvrit qu'à la fin de 1855, sur la demande adressée à M. l'inspecteur général Genty de Bussy, par Mme la supérieure des sœurs de Saint-Vincent de Paul, établies à l'hôpital depuis le 16 mai de la même année. C'est aujourd'hui la chapelle particulière de la communauté.

Dans les premiers jours de l'année 1807, l'hôpital du Val-de-Grâce courut un grand danger. Le 6 janvier 1807 un décret impérial ordonna le percement de la rue d'Ulm, et son prolongement à travers le jardin du Val-de-Grâce. Heureusement le ministre de la guerre, Clarke, duc de Feltres, opposa à l'exécution du projet impérial une énergique résistance, qui fut couronnée de succès. Dans un long rapport,

du 8 juin 1808, intelligemment motivé, il demande
l'ajournement de la partie du projet qui fait passer
cette rue par le jardin de l'hôpital ; ce serait la sup-
pression du promenoir des malades, ce serait une
atteinte funeste à la salubrité de l'établissement hos-
pitalier.

Cette salubrité, bien connue, le Val-de-Grâce la
doit surtout à ces grands jardins, à ces vastes espaces
au milieu desquels sont plongées, pour ainsi dire,
les salles de malades. Aussi tous les médecins en
chef qui se sont succédé, les médecins inspecteurs
dans leurs revues, ont-ils toujours défendu les jardins
contre l'érection du plus modeste bâtiment. Ce serait
grand dommage si, un jour, quelque esprit plus aven-
tureux que clairvoyant, séduit par la pensée d'une
amélioration spécieuse, ou quelque caractère mobile
et indécis, cédant à une pression mal avisée, aban-
donnaient ces terrains précieux à l'envahissement
des constructions.

En même temps qu'il était une maison de secours
pour les soldats malades le Val-de-Grâce devait de-
venir un foyer d'instruction. Les hommes du gouver-
nement estimaient alors que la première qualité de-
mandée à un médecin était qu'il fût habile dans l'art
de guérir. Bien des gens au pouvoir, mais pas tous
malheureusement, partagent encore cet avis. Le
décret du 7 août 1793 porte que les hôpitaux mili-
taires seront divisés en hôpitaux d'instruction,
et hôpitaux fixes, etc., et qu'il sera formé dans les
hôpitaux de Lille, Metz, Strasbourg et Toulon, des
cours de science et de pratique, sous la direction du

conseil de santé central ; les hôpitaux serviront à la fois d'hospices pour les malades, d'écoles pour les officiers de santé. Rappelons, en passant, qu'une vieille ordonnance royale, du 1er janvier 1747, avait déjà créé les premiers hôpitaux d'instruction.

La loi du 22 février 1794 ordonne que des cours d'instruction seront établis dans les hôpitaux dont la position paraîtra convenable, d'après l'avis motivé de la commission de santé. Puis, un règlement du 26 prairial an IV (15 juin 1796), décida que l'hôpital du Val-de-Grâce à Paris, fondé l'année précédente par le conseil de santé, que ceux de Metz, Lille, Strasbourg et Toulon deviendraient des hôpitaux d'instruction. L'hôpital du Val-de-Grâce est ici nommé pour la première fois ; il est vrai qu'il n'existait que depuis un an.

Décret, loi et règlement restèrent d'abord lettres mortes, mais le 5 vendémiaire an V (27 septembre 1796), le ministre de la guerre désirant mettre promptement en activité les cours d'instruction sur les diverses parties de l'art de guérir, établis dans les grands hôpitaux militaires désignés, donna des ordres pour que le fonctionnement de ces hôpitaux-écoles commençât sous peu de jours.

Le Val-de-Grâce ne tarda guère à se conformer à la décision du ministre. La leçon d'ouverture fut faite par le vénérable Coste, le 1er brumaire an V (22 octobre 1796).

Les hôpitaux d'instruction eurent une assez courte existence ; ils vécurent six ans seulement. Un arrêté du premier Consul, le 9 frimaire an XII (30 novembre 1803), les supprima sans plus de façons. Ils ne devaient plus se rouvrir pendant tout le règne impérial.

Cependant l'administration de la guerre affirmait son désir et sa volonté de conserver un utile enseignement aux jeunes médecins militaires. Le général Dejean, le 3 frimaire an XIII (24 novembre 1804), fait passer une circulaire portant que l'intention du gouvernement est que l'on s'occupe dans tous les hôpitaux militaires de l'empire de l'instruction des élèves qui y sont employés. « Je désire surtout que l'on profite de la saison actuelle pour les dissections, et pour former les jeunes chirurgiens au manuel des grandes opérations. » Le général directeur manifestait ainsi ses bonnes intentions, qui ne pouvaient être suivies d'aucun effet, car chacun sait ce que vaut un enseignement sans réglementation, abandonné au libre arbitre, à la bonne volonté de tous Il est vrai qu'une simple manifestation, venant à son heure, suffit souvent à satisfaire l'opinion publique.

Quelque temps après la rentrée des Bourbons une ordonnance du roi, du 30 décembre 1814, érigea en hôpitaux d'instruction les quatre hôpitaux militaires du Val-de-Grâce, de Lille, Metz et Strasbourg. Mais elle se perdit bientôt au milieu du bouleversement de notre pays à la suite des événements des cent jours, et ne reçut son exécution que beaucoup plus tard. Ce fut seulement le 17 avril 1816 que les hôpitaux militaires d'instruction furent ouverts par un règlement du ministre de la guerre, fixant le mode d'enseignement, la nature et la distribution des cours.

Ce nouvel état de choses dura vingt ans, et le 12 août 1836, par ordonnance du roi, le Val-de-Grâce devint hôpital de perfectionnement, les hôpitaux de Lille, de Metz et Strasbourg demeurant hôpitaux d'instruction.

En 1848, aux premiers jours de la deuxième république, on fit un large remaniement des institutions de la médecine militaire. Le 3 mai 1848 parut un décret portant réorganisation du corps de santé de l'armée. Cette réorganisation ne s'effectua que sur le papier.

Mais un autre décret du 23 avril 1850, et celui-là fut exécuté, supprima l'hôpital de perfectionnement du Val-de-Grâce, ainsi que les hôpitaux de Lille, Metz et Strasbourg, comme établissements d'instruction, à dater du 1er mai 1850.

On avait fait table rase. Il fallait reconstruire. Cela ne fut pas l'affaire d'un jour. Il y eut abondance de décrets. Le premier du 9 août 1850, général d'Hautpoul ministre de la guerre, fonda au Val-de-Grâce une école unique, sous le titre d'école d'application de la médecine militaire; puis, le décret organique du 22 mars 1852 institua en principe l'école du Val-de-Grâce; enfin l'école fut organisée par le décret et le règlement du 13 novembre 1852. Les épreuves du concours d'admission s'ouvrirent à Montpellier le 1er décembre, à Strasbourg le 10 décembre, et à Paris le 24 décembre 1852. Le fonctionnement de la nouvelle école commença dans les premiers jours du mois de février 1853.

Sauf quelques modifications dans la distribution de l'enseignement, dans le service intérieur, l'école est restée la même depuis le jour de sa fondation jusqu'à aujourd'hui.

L'hôpital et l'école du Val-de-Grâce sont deux institutions distinctes, chacune vivant de sa vie propre; mais elles se rapprochent par tant de côtés, elles se confondent, elles se mêlent avec une telle intimité, que l'on ne peut guère parler de l'une sans s'occuper un peu de l'autre. Aussi, quoique ne racontant pas l'histoire de l'école, j'ai dû brièvement indiquer les étapes successivesde l'enseignementau Val-de-Grâce, depuis l'hôpital d'instruction de 1796 jusqu'à l'école d'application de l'heure présente.

Pendant longtemps l'ancienne maison du monastère parut suffisante pour le service de l'hôpital. Un moment vint où la science hygiénique naissante, mais déjà en progrès, décida la construction de nouveaux bâtiments. Il fallut faire le sacrifice de bien beaux arbres, semblables à quelques-uns de ceux qui donnent encore leur ombre, heureusement respectée, dans le jardin des officiers. On construisit donc en plein parc, pour y installer des salles de malades, dans d'excellentes conditions, du reste, les bâtiments désignés par les lettres A, B et C. Le bâtiment C fut établi le premier, en 1839 et 1840, puis les deux bâtiments A et B. s'élevèrent en 1840 et 1841. La buanderie, placée au fond du jardin potager, a été entreprise et terminée dans la période de 1857 à 1860, non sans l'énergique mais impuissante opposition de l'élément médical de l'hôpital, qui redoutait en elle une cause d'infection permanente, et défendait l'étendue des terrains plantés et non bâtis.

Nous n'avons aucune observation particulière à faire sur le fonctionnement intérieur de l'hôpital du Val-de-Grâce depuis sa fondation jusqu'à nos jours. Pendant les guerres du premier et du second empire, pendant l'invasion de 1814 et 1815 il a reçu un grand nombre de blessés et de malades de toutes sortes, et de diverses nationalités. Lors du siège de Paris par l'armée allemande, à la période du bombardement, le Val-de-Grâce n'a pas été épargné. Un drapeau blanc, avec la croix rouge, avait pourtant été hissé sur le dôme de l'église. Je me suis renseigné à ce sujet auprès de plusieurs témoins oculaires, en particulier M. le Dr Mounier, médecin-major de 1re classe, M. Capuran qui était à cette époque l'officier d'administration principal comptable de l'hôpital. Il m'a été raconté que plus de trois cents obus prussiens étaient tombés dans les cours, dans les jardins, sur les bâtiments du Val-de-Grâce ; mais ils n'ont causé que fort peu de dégâts. Cependant un malade occupant une des salles du bâtiment A, a été tué dans son lit par un obus ; un projectile a aussi éclaté dans un des bureaux de l'administration, où il a blessé légèrement plusieurs personnes.

Pendant le règne de la Commune l'hôpital du Val-de-Grâce continua à fonctionner comme en temps ordinaire. Les hommes du pouvoir d'alors nous inquiétèrent fort peu, s'occupant à peine de nous. Entre temps une escouade de gardes nationaux descendit dans les catacombes, pour y chercher les armes qui devaient y être cachées. On se rappelle la manie des gens de la Commune : toute cave de monument public renfermait des fusils, tout caveau de couvent recélait des instruments de torture et des squelettes au carcan, sur le sol s'ouvraient des oubliettes, et des portes masquées fermaient des allées souterraines conduisant d'un couvent d'hommes à un couvent de femmes. L'escouade, bien entendu, ne découvrit pas même un canif, un bistouri, devrais-je dire; elle en prit de l'humeur contre l'officier comptable, M. Capuran, et il s'en fallut de peu, paraît-il, que cet honnête père de famille ne fût passé par les armes.

La population de l'hôpital se maintenait fort nombreuse, car d'une part nous conservions dans nos salles tous les soldats hospitalisés, même guéris, afin de ne pas les livrer au recrutement de l'armée de la Commune, et d'autre part nous recevions bon nombre de malades de cette armée improvisée. Le service médical s'exécutait fort régulièrement, sous la direction de M. Mounier, médecin en chef; nos infirmiers ne nous affligèrent d'aucun acte de révolte ou d'insubordination. Un seul, étudiant en pharmacie, je crois, disparut un beau jour, et devint, nous a-t-on dit, le directeur suprême des services de santé de la capitale, quelque chose comme un intendant général en service extraordinaire. C'était un garçon d'esprit ; j'imagine qu'il se sera confiné dans quelque opulent bureau, et qu'il aura porté un brillant uniforme ; il a eu le bon goût de ne pas nous le montrer. J'ignore ce qu'il est devenu.

Mais si l'existence de notre hôpital a été relative-
ment calme pendant les premières périodes de cette
époque agitée, il n'en a pas été de même à ses der-
nières heures. Alors la vie des hommes a couru des
dangers et les monuments ont été menacés de graves
mutilations.

Le lundi, 22 mai, jour de la première attaque des
troupes de Versailles, un membre de la Commune,
jeune homme alerte et d'intéressante figure, arriva
de bonne heure au Val-de-Grâce. Il portait en sau-
toir le large ruban rouge, insigne de sa position et
marque de son autorité, un chassepot en bandou-
lière, et un revolver à la ceinture. Du reste, pas de
costume militaire, mais un veston correct, et, je me
le rappelle, un chapeau de haute forme. La mise con-
venable, quoique sans gêne, d'un courtier de haut
commerce. Il conduisait sa troupe, composée de ceux
qu'on appelait les vétérans de la garde nationale;
braves gens de cinquante à soixante ans, dont les
allures étaient bien peu guerrières. Pendant deux
heures environ il s'agita beaucoup, et fit, je le sup-
pose d'excellente besogne. Les circonstances m'ayant
rendu chef de l'hôpital, par intérim, je dus, pour les
choses du service, m'entretenir fréquemment avec
lui. Nos relations d'une heure furent des plus cour-
toises, nous nous disions : monsieur, et non pas :
citoyen. Il quitta notre hôpital pour s'occuper des
barricades. Depuis je ne l'ai jamais rencontré.

Les choses demeurèrent en état pendant les jour-
nées du lundi et du mardi. Les vétérans paraissaient
prendre un médiocre souci de leurs fonctions, non

plus que de nos personnes; ils étaient peut-être nos gardes, mais non pas nos geôliers. Leur troupe, du reste, diminuait à vue d'œil. De tous ceux qui trouvaient le prétexte ou l'occasion de s'éloigner nul ne revenait.

Le mercredi, 24 mai, les troupes de l'armée de Versailles continuant leur mouvement progressif et concentrique commencèrent l'attaque du quartier que nous habitions. Quelques-uns m'ont raconté qu'à ce moment le personnel de l'hôpital fut en terrible péril, que l'ordre était donné de nous fusiller tous. Je n'oserais affirmer le bien-fondé de cette intéressante chronique, n'ayant recueilli à son sujet aucune assertion positive et certaine. La chose est possible, car à ses derniers moments la Commune procéda libéralement à bien des exécutions sommaires. Si le danger était vraiment suspendu sur nos têtes il a passé sans les toucher, et, demeurant inconnu, il n'a pas excité chez nous les sensations nerveuses d'une anxiété justifiée.

Vers neuf heures du matin deux obus, lancés à une minute d'intervalle, passèrent, en les effleurant, pardessus les toits de l'hôpital. Dix à douze minutes après, deux autres obus nous arrivèrent encore, et il en fut ainsi jusqu'à trois heures du soir. Une petite salve de deux coups de canon était tirée toutes les dix minutes, et fort régulièrement le Val-de-Grâce recevait ses deux obus. Il en reçut soixante-dix-huit ou quatre-vingts. La plupart tombèrent dans les jardins et dans les cours, quelques-uns vinrent frapper les murs; un côté de l'église conserve encore une assez large trace des coups ainsi portés; mais aucun n'éclata dans les salles de malades, dans les endroits peuplés. C'est une chose assez singulière que quatre-vingts obus, tombant et éclatant dans un espace aussi rempli que l'était alors le Val-de-Grâce, n'arrivent à tuer ni à blesser personne.

Les dégâts matériels sont restés peu étendus. Il y eut cependant un commencement d'incendie allumé par un obus qui avait crevé le toit de la matelasserie; on l'éteignit rapidement. Quelques corniches de l'église tombèrent écornées, et un des anges de pierre qui entourent la base du dôme fut proprement coupé en deux.

A deux heures environ, nons entendîmes près de nous comme un formidable coup de tonnerre, et ce fut dans tout l'hôpital un indescriptible cliquetis d'éclats de verre pleuvant sur les dalles et sur les planchers. La poudrière du Luxembourg venait de sauter. Les cloisons et les murs n'étaient nullement endommagés par l'ébranlement, mais peu de vitres avaient résisté.

Trois heures sonnaient lorsqu'une troupe de soldats de marine, après avoir franchi les barricades avoisinantes, fit irruption dans notre hôpital. Un puissant murmure de soulagement et de satisfaction l'accueillit en libératrice. Les vétérans avaient eu la prudence de s'éclipser. Pourtant un d'entre eux placé en sentinelle au fond du jardin potager ne trouva aucune issue pour s'échapper, et tomba entre les mains de ses adversaires. Ce fut bien malheureux pour lui.

Cependant le fait de ces obus ainsi lancés contre

le Val-de-Grâce restait une véritable énigme. L'armée de la Commune n'avait aucun intérêt à diriger ses projectiles contre un hôpital où se trouvaient bon nombre de ses soldats, et qui était encore en sa possession, défendu par les siens. Et puis les coups partaient d'un point que nous savions occupé par l'armée de Versailles; la direction des obus nous l'indiquait. C'était donc l'armée de Versailles, l'armée de la France, la nôtre, qui tirait ainsi sur nous! Enigme.

Il y avait eu erreur. Le soir même, le sergent concierge vint me dire que l'histoire des obus lui avait été racontée par un artilleur, et qu'ils venaient bien d'une batterie française. Je lui répondis presque vertement, refusant de le croire. Mais le lendemain un capitaine d'état-major qui s'était cassé la jambe en tombant de cheval fut confié à mes soins. Tout en lui appliquant un appareil, le mieux possible, je causais avec lui des affaires de la veille. Il n'y avait guère alors qu'un sujet de conversation; cela se comprend. Il me raconta ceci : Le général commandant l'attaque du cinquième arrondissement voulut, avant de lancer ses soldats, débarrasser un peu le terrain, et mettre un certain désordre dans les troupes de la Commune qu'il savait être massées autour du Panthéon. En conséquence, il donna l'ordre à une batterie d'artillerie d'envoyer des projectiles sur le point ainsi occupé. Le commandant X..., qui ne connaissait pas, il faut le croire, les monuments de Paris, renseigné, il faut le croire aussi, par des cartes d'une lecture difficile, prit le dôme du Val-de-Grâce pour celui du Panthéon, et ses projectiles se trompèrent absolument de direction. Comme je manifestai mon étonnement, le capitaine ajouta : j'ai dû porter moi-même au commandant X... l'ordre du général de cesser le feu, attendu que l'attaque dans les rues allait commencer; remarquant la direction de ses pièces, je lui dis : Mais, mon commandant, est-ce que vous croyez tirer sur le Panthéon? — Sans doute, me répondit-il. — Vous vous trompez, c'est le Val-de-Grâce. — Le Val-de-Grâce!... ah! N. d. D... je le bombarde depuis ce matin. C'est ainsi que le Val-de-Grâce faillit s'émietter sous des obus lancés par des canons amis.

Je crois qu'il n'est pas sans intérêt de donner ici les noms de ceux qui ont dirigé le service médical du Val-de-Grâce depuis sa fondation. Nous devons rappeler d'abord que, jusqu'en 1852, la chefferie de l'hôpital était exercée par quartiers, à tour de rôle, par le plus ancien de chaque profession. A partir de 1852 le pharmacien resta chef indépendant de sa pharmacie, mais ne participa plus à la direction des services médicaux. La division entre les médecins et les chirurgiens n'exista plus comme appellation, et il n'y eut dans un hôpital qu'un seul officier de santé, le plus ancien des plus élevés en grade, qui remplît les fonctions et portât le titre de médecin en chef. Depuis l'application de la loi du 16 mars 1882 sur l'administration de l'armée, ce titre est : médecin chef.

Voici la liste des médecins et chirurgiens en chef, et médecins chef du Val-de-Grâce. Les dates sont indiquées en chiffres ronds :

Médecins en chef par quartiers.

Gilbert, 1795 à 1805.
Desgenettes, 1805 à 1820.
Broussais, 1820 à 1837.
Gasc, 1837 à 1840.
Tyrbas de Chamberet, 1840 à 1844.
Alquié, 1844 à 1848.
Michel Levy, 1848 à 1851.
Maillot, 1851 à 1852.

Chirurgiens en chef par quartiers.

Noël, 1795 à 1796.
Dufouart, 1796 à 1814.
Barbier, 1814 à 1826.
Gama, 1826 à 1840.
Bégin, 1840 à 1843.
Baudens, 1843 à 1851.
H. Larrey, 1851 à 1852.

Médecins en chef.

H. Larrey, 1852 à 1858.
Laveran, 1858 à 1867.
Lustreman, 1867 à 1868.
Mounier, 1868 à 1871.
Godelier, 1871 à 1873.
Perrin, 1873 à 1879.
Colin, 1879 à 1881.
Gaujot, 1881 à 1882.
Villemin, du mois de juin au mois de nov. 1882.

Médecins chef.

Villemin, 1882 à 1885.
Servier, 1885 à 1887.
Poncet, 1887.

La superficie totale du Val-de-Grâce, hôpital et école, est de 7 hectares 53 ares 90 centiares ; dont pour l'hôpital, 6 hectares 62 ares ; pour l'école, 91 ares 90 centiares. La surface bâtie de l'hôpital est de 97 ares 20 centiares ; celle de l'école, 17 ares 90 centiares. La surface non bâtie de l'hôpital est de 5 hectares 64 ares 80 centiares ; celle non bâtie de l'école est de 74 ares.

L'hôpital contient 700 lits. Les salles pour les soldats et sous-officiers malades sont au nombre de 19 ; elles renferment 649 lits. Les divisions des officiers fièvreux et blessés, partagées en chambres et cabinets pour un ou plusieurs malades, renferment 45 lits. Il existe en plus six cabanons à un seul lit pour l'isolement des aliénés dangereux.

En temps ordinaire, le chiffre des malades oscille entre 300 et 500, distribués dans huit divisions. Le service médical et le service pharmaceutique sont assurés par les professeurs et professeurs agrégés de l'école. Les jeunes médecins et pharmaciens stagiaires tiennent, dans les salles et à la pharmacie, les emplois d'aides-majors. Les services administratifs sont remplis par sept officiers d'administration. Les fonctions relatives aux soins à donner aux malades, à l'entretien du linge, à la préparation des aliments, sont confiées à des sœurs de Saint-Vincent-de-Paul. Le nombre de ces Dames est habituellement de 22. Rappelons que leur communauté a été installée au Val-de-Grâce le 16 mai 1855. Le détachement des infirmiers se compose ordinairement, avec de fréquentes variations, de 150 soldats.

Parmi les nombreuses innovations de détail que le Ministre de la guerre, général Boulanger, a introduites dans l'armée, simple prélude de ses projets de réorganisation, il en est une vraiment heureuse, la fondation des salles d'honneur dans les casernes et les établissements militaires. Chacune d'elles doit renfermer ce que nous appelons le livre d'or du corps ou du régiment, tableau où sont inscrits les noms de ceux qui ont succombé en combattant l'ennemi. La médecine militaire peut en présenter un d'une douloureuse richesse. Un fait, à ce propos, qui montre bien que l'hôpital du Val-de-Grâce est considéré par tous comme le représentant pour ainsi dire attitré de notre corps de santé, c'est que, tandis que personne dans les nombreux hôpitaux militaires de France et d'Algérie ne songeait à établir ce livre d'or, là on s'est mis tout de suite à l'œuvre, et la chose a paru toute naturelle.

Je le transcris ici, sans oser affirmer qu'il soit complet. On pardonnerait aisément les omissions qu'on y pourra signaler si l'on connaissait la multiplicité et la difficulté des recherches qu'il a fallu faire pour l'établir.

Suzini, chirurgien élève, Alger, 17 août 1835. Choléra.

Semidei, chirurgien élève, Alger, 17 août 1835. Choléra.

Debourges, chirurgien sous-aide, Alger, 24 août 1835. Choléra.

Sarre, aide-major, tué à la Makta, 1840.

Pelletier, chirurgien-major, tué dans un combat en Algérie, 1840.

Beugnde, chirurgien sous-aide, blessure mortelle, Algérie, 1840.

Arcelin, aide-major, tué à Biskra, 1844.

Rosazuti, aide-major, tué à l'affaire de Sidi-Brahim, 1845.

Poullain, chirurgien principal, Oran, 1849. Choléra.

Goedorp, médecin ordinaire, Oran, 1849, Choléra.

Julien, médecin ordinaire, Oran, 1849. Choléra.

Bellot, chirurgien sous-aide, Oran, 1849. Choléra.

Denis, chirurgien-major, Tenès, 1849. Choléra.

Donzinelle, chirurgien sous-aide, Tenès, 1849. Choléra.

Barra, aide-major, Tlemcen, 1849. Choléra.

Lallert, aide-major, Sétif, 1849. Choléra.

Jacquot, major-adjoint, Arzew, 1849. Choléra.

Dispot, chirurgien sous-aide, Arzew, 1849. Choléra.

Suirolle, chirurgien sous-aide, Gastonville, 1849. Choléra.

Sainte-Marie, chirurgien sous-aide, El-Arrouch, 1849. Choléra.

Balbien, chirurgien sous-aide, Aumale, 1849. Choléra.

Barbaud, chirurgien sous-aide, Mascara, 1849. Choléra.

Philippe, chirurgien sous-aide, Biskra, 1849. Choléra.

Pezet, aide-major, Philippeville, 1849. Choléra.

Roque, médecin stagiaire, Val-de-Grâce, 1854. Choléra.

Brunet, aide-major, Biskra, 1854. Choléra.

Plassan, médecin-major, 2e classe, Crimée, 18 juillet 1854. Choléra.

Stephani, médecin-major, Crimée, 18 juillet 1854. Choléra.

Musard, aide-major, Crimée, 20 juillet 1854. Choléra.

Clacquart, aide-major, Crimée, 20 juillet 1854. Choléra.

Dumas, aide-major, Crimée, 23 juillet 1854. Choléra.

Gérard, aide-major, Crimée, 28 juillet 1854. Choléra.

Lageze, médecin-major, 1re classe, Crimée, 11 août 1854. Choléra.

Pontier, médecin-major, 2e classe, Crimée, 11 août 1854. Choléra.

Bert, médecin-major, 2e classe, Crimée, 14 août 1854. Choléra.

Hahn, médecin-major, 1re classe, Crimée, 17 août 1854. Choléra.

Monier, médecin-major, 2e classe, Crimée, 18 août 1854. Choléra.

Michel, médecin-major, Crimée, 23 septembre 1854, Choléra.

Bailly, aide-major, Crimée, 27 septembre 1854. Choléra.

Dumeril, aide-major, Crimée, 17 octobre 1854. Fièvre typhoïde.

Beauchamp, médecin-major, Crimée, 7 novembre 1854. Choléra.

Foucault, aide-major, Crimée, 23 février 1855. Typhus.

Verneau, aide-major, Crimée, 27 février 1855. Typhus.

Ancinelle, médecin-major, Crimée, 4 mars 1855. Typhus.

Senaux, aide-major, Crimée, 10 mars 1855. Typhus.

Fratini, médecin-major, Crimée, 10 mai 1855. Typhus.

Mamelet, médecin-major, Crimée, 20 mai 1855. Typhus.

Barre, aide-major, Crimée, 20 mai 1855. Typhus.
Causse, aide-major, Crimée, 30 mai 1855. Typhus.
Couzier, aide-major, Crimée, 2 juin 1855. Choléra.
Robelain, aide-major, Crimée, 10 juin 1855. Choléra.

Mestre, médecin principal, Crimée, 29 juillet 1855. Choléra.

Michelet, aide-major, Crimée, 4 août 1855. Choléra.

Videt, aide-major, Crimée, 12 août 1855. Choléra.

Bouquerot, aide-major, Crimée, 5 octobre 1855. Typhus.

Marques, aide-major, Crimée, 16 octobre 1855. Choléra.

Tavernier, médecin-major, Crimée, 22 octobre 1855. Choléra.

Braunwald, médecin-major, Crimée, 22 décembre 1855. Choléra.

Brumens, médecin-major, Crimée, 4 janvier 1856. Typhus.

Masson, aide-major, Crimée, 22 janvier 1856. Typhus.

Leclerc, aide-major, Crimée, 3 février 1856. Typhus.

Lardy, aide-major, Crimée, 7 février 1856. Typhus.

Cordeau, aide-major, Crimée, 19 février 1856. Typhus.

Savaète, aide-major, Crimée, 20 février 1856. Typhus.

Dartigaux, aide-major, Crimée, 21 février 1856. Typhus.

Piaget, médecin requis, Crimée, 23 février 1856. Typhus.

Dulac, aide-major, Crimée, 25 février 1856. Typhus.

Girard, médecin-major, Crimée, 25 février 1856. Typhus.

Volage, médecin principal, Crimée, 25 février 1856. Typhus.

Sagne, aide-major, Crimée, 25 février 1856. Typhus.

Gueury, aide-major, Crimée, 28 février 1856. Typhus.

Forget, aide-major, Crimée, 28 février 1856. Typhus.

Ragu, aide-major, Crimée, 2 mars 1856. Typhus.

Miltenberger, aide-major, Crimée, 4 mars 1856. Typhus.

Bouquerot, aide-major, Crimée, 6 mars 1856. Typhus.

Peyrusset, médecin-major, Crimée, 12 mars 1856. Typhus.

Leker, aide-major, Crimée, 12 mars 1856. Typhus.

Molinard, aide-major, Crimée, 13 mars 1856. Typhus.

Felix, médecin-major, Crimée, 17 mars 1856. Typhus.

Rampont, médecin-major, Crimée, 18 mars 1856. Typhus.

Servy, aide-major, Crimée, 22 mars 1856. Typhus.

Precy, aide-major, Crimée, 23 mars 1856. Typhus.

Gillin, aide-major, Crimée, 24 mars 1856. Typhus.

Jacob, sous-aide, Crimée, 25 mars 1856. Typhus.

Perrin, aide-major, Crimée, 26 mars 1856. Typhus.

Berthemoy, médecin-major, Crimée, 26 mars 1856. Typhus.

Fournié, aide-major, Crimée, 31 mars 1856. Typhus.

Puel, médecin-major, Crimée, 2 avril 1856. Typhus.

Goult, médecin-major, Crimée, 4 avril 1856. Typhus.

Moulinier, médecin-major, Crimée, 10 avril 1856. Typhus.

Frette-Damicourt, médecin-major, Crimée, 10 avril 1856. Typhus.

Demanet, aide-major, Crimée, 13 avril 1856. Typhus.

Bonnet-Mazinbert, médecin-major, Crimée, 13 avril 1856. Typhus.

Leclerc, médecin-major, Crimée, 19 avril 1856. Typhus.

Pegay, médecin-major, Crimée, 19 avril 1856. Typhus.

Granal, aide-major, Crimée, 23 avril 1856. Typhus.

Lamarque, aide-major, Crimée, 28 avril 1856. Typhus.

Sautier, sous-aide, Crimée, 28 avril 1856. Typhus.

Godquin, sous-aide, Crimée, 15 mai 1856. Typhus.

Desblancs, aide-major, Crimée, 22 mai 1856. Typhus.

Barby, médecin principal, Crimée, septembre 1856. Typhus.

Ludger-Lallemand, médecin principal, Mexique, 1862. Fièvre jaune.

Michaux, aide-major, Mexique, 1862. Fièvre jaune.

Bazoche, aide-major, Mexique, 1862. Fièvre jaune.

Gueneau, aide-major, Mexique, 1863. Typhus.

Seyer, aide-major, Mexique, 1863. Typhus.

Chadourne, médecin-major, Mexique, 1863. Fièvre jaune.

Patin, aide-major, Mexique, 1863. Fièvre jaune.

Theron, aide-major, Mexique, 1863. Fièvre jaune.

Afflatet, aide-major, Mexique, 1863. Dysentérie.

Lhonneur, médecin-major, Mexique, 1864. Fièvre jaune.

Dehous, médecin-major, Mexique, 1864. Fièvre jaune.

Hoffmann, aide-major, Mexique, 1865. Dysentérie.

Fricot, aide-major, Mexique, 1867. Fièvre jaune.

Cornuty, aide-major, Mexique, 1867. Fièvre jaune.

Verjus, médecin-major, tué au Mexique le 5 mai 1862.

Mercadier, aide-major, tué au Mexique, 1866.

Rustegho, aide-major, tué au Mexique, 1865.

Rode, médecin principal, Oran, 1860. Diphtérie.

Niker, aide-major, Toulon, 25 septembre 1865. Choléra.

Salle, aide-major, Beni-Manssour, 1867. Choléra.

Réné, aide-major, Biskra, 1867. Choléra.

Doutet, aide-major, Boghar, 1867. Choléra.

Damis, aide-major, Mascara, 1867. Choléra.

Renaud, aide-major, Lyon, 12 février 1868. Rougeole épidémique.

Wencelius, aide-major, Milianah, 10 avril 1868. Typhus.

Friant, aide-major, Mostaganem, 18 avril 1868. Typhus.

Roze, aide-major, Saïda, 8 mai 1868. Typhus.

Thomas, aide-major, Tlemcen, 9 mai 1868. Typhus.

Verette, aide-major, Mostaganem, 18 mai 1868. Typhus.

Durand, médecin principal, Mascara, 30 mai 1868. Typhus.

Janvier, aide-major, Oued-Gseur, 21 juin 1868. Typhus.

Coulet, aide-major, Tébessa, 5 juillet 1868. Typhus,

Castaing, médecin-major, Sétif, 6 août 1868. Typhus.

Joubin, aide-major, Mers-el-Kebir, 1868. Typhus.

Legendre, médecin-major, Mascara, 1868. Typhus.

Bertrand, médecin-major, Mostaganem, 1868. Typhus.

Sollier, médecin-major, Bone, 7 janvier 1869. Typhus.

Auffan, aide-major, Daya, 26 février 1869. Typhus.

Millot, médecin-major, 1re classe, tué le 6 août 1870 à Froeschviller.

Beurdy, médecin-major, tué le 16 août 1870 à Gravelotte.

Combier, médecin élève tué au siège de Strasbourg, 1870.

Bartholomo, médecin élève, tué au siège de Strasbourg, 1870.

Lacour, médecin élève, tué au siège de Strasbourg, 1870.

Coindet, médecin principal, 1re classe, tué pendant le siège de Paris, 1870.

Pasquier, médecin principal, 1re classe, tué pendant la Commune, 1871.

Beaugrand, aide-major, tué dans l'insurrection en Algérie, 1871.

Laval, médecin-major, régence de Tripoli, 27 juin 1874. Peste.

Guiard, aide-major, massacré par les Touaregs (mission Flatters), 16 février 1881.

Herveou, aide-major, Sousse, 27 décembre 1881. Fièvre typhoïde.

Leprieur, médecin-major, Sousse, 28 décembre 1881. Fièvre typhoïde.

Gourgeaux, aide-major, Sousse, 3 octobre 1882. Fièvre typhoïde.

Dumas, aide-major, Gœfsa, 21 septembre 1883. Fièvre typhoïde.

Robert, aide-major, Négrine, 17 novembre 1884. Fièvre typhoïde.

Claude, aide-major, Tonkin, 26 juillet 1884.

Raynaud, médecin-major, tué à l'ennemi, Tonkin, 24 mars 1885.

Bonnet, aide-major, Tonkin, 5 août 1885.

Lucotte, médecin-major, Tonkin, 9 août 1885.

Gérardin, aide-major, Tonkin, 9 septembre 1885.

Zuber, médecin principal, Tonkin, 3 août 1886.

Joannet, médecin-major, Tonkin, 5 novembre 1886.

Pharmaciens militaires.

Fresneau, pharmacien-major, Crimée, 1er décembre 1854. Dysentérie.

Gonthier, pharmacien aide-major, Crimée, 6 juillet 1854. Choléra.

Boussard, pharmacien aide-major, Crimée, 12 juin 1856. Typhus.

Carron, pharmacien aide-major, 2 avril 1856. Typhus.

Morin, pharmacien, Biskra, 30 juillet 1867. Choléra.

Auger, pharmacien aide-major, Tizi-Ouzou, 3 octobre 1867. Choléra.

Le Val-de-Grâce est le premier hôpital militaire de France. La juste réputation des professeurs de l'école, qui y pratiquent la chirurgie et la médecine, attire chaque année dans ses salles un grand nombre d'officiers de nos armées de terre et de mer, ainsi que de fonctionnaires de la guerre et de la marine, auxquels on a donné le droit d'y être hospitalisés. De tous les points de la France, et de nos possessions d'outre mer, arrivent au Val-de-Grâce les officiers atteints de maladies chroniques, d'affections rebelles, de lésions chirurgicales qui réclament une opération. Les services de soldats, surtout les services de chirurgie, reçoivent aussi les malades des hôpitaux de province dont l'état exige des soins particuliers ou difficiles, dont l'affection présente un intérêt marqué que l'enseignement clinique pourra utiliser avec fruit.

C'est au Val-de-Grâce que le commandement réunit des commissions spéciales, sortes de cours d'appel, lorsqu'il s'agit de trancher des questions litigieuses de pathologie, importantes pour le sujet intéressé et pour l'État, à propos d'une exemption du service militaire, d'un congé de réforme, ou d'une pension de retraite, pour infirmités. C'est encore au Val-de-Grâce que le commandement a recours pour tous les cas d'expertise délicate, expertise de tissus, de denrées quelconques, vin, farine, etc., expertise des eaux, eaux de fontaine et minérales, et surtout expertise des fonctions physiologiques des individus, fonctions visuelles et auditives. Tous les jeunes gens qui se présentent aux écoles du gouvernement, tous les conscrits et engagés volontaires dont l'aptitude visuelle est douteuse, sont examinés au Val-de-Grâce par le professeur d'ophtalmologie et d'ophtalmoscopie.

Toutes les vaccinations et revaccinations des soldats de l'armée de Paris sont pratiquées à l'école du Val-de-Grâce, où a été créé un véritable institut de vaccination animale. On y recueille et conserve aussi le vaccin que l'on envoie aux médecins militaires qui en font la demande.

Pour les gens du monde le Val-de-Grâce est, en quelque sorte, la personnification de la médecine militaire; pour nous c'est la maison respectée, berceau de la famille, à laquelle les cœurs élevés gardent un franc sentiment de reconnaissante et filiale affection; maison où l'on s'efforce d'animer l'esprit scientifique, d'exciter le goût du travail, de conserver toujours vivantes les généreuses traditions de notre corps.

BIBLIOGRAPHIE

NOTES ET PIÈCES JUSTIFICATIVES

Mémoires de madame de Motteville, en 4 vol. — Paris, Charpentier, 1885. — T. Ier, p. 34 et suiv., 65, 406; t. II, p. 83; t. III, p. 443; t. IV, p. 113, 146, 311, 325, 347, 357, 365 et suiv., 395, 401 et suiv., 417, 445, 452 et suiv.

LEMAIRE, *Paris ancien et nouveau*, in-16. — Paris, Michel Vaugon, 1685. — T. II, p. 305 et suiv.

SAUVAL (Henri), *Histoire et recherches des antiquités de la ville de Paris*, in-folio. — Paris, Charles Moette et Jacques Chardon, 1724. — T. I, livre IV, p. 439; t. II, livre VII, p. 66, 69, 114.

GERMAIN BRICE, *Description nouvelle de la ville de Paris*, in-16. — Paris, Julien Michel et François Fournier, 1725. — 8e édition. — T. III, p. 107 et suiv.

FELIBIEN, *Histoire de la ville de Paris*, in-folio. — Paris, Guillaume Desprez et Jean Desessartz, 1725. — T. II, p. 1337 et suiv.

PIGANIOL DE LA FORCE, *Description de Paris*, in-16. — Paris, libraires associés, 1765. — T. I, p. 105; t. V. p. 35 et suiv.

JAILLOT, *Recherches critiques, historiques... sur la ville de Paris*, in-8°. — Paris, A. Lottin, 1772. — T. IV, p. 158 et suiv.

Hurtaut et Magny, *Dictionnaire historique de la ville de Paris et de ses environs*, in-8°. — Paris, Moutard, 1779. — T. I, p. 121 et suiv.

Saint-Victor, *Tableau historique et pittoresque de Paris.* — Paris, in-8°, 2ᵉ édition, Carié de la Charie, 1824. — T. VI, p. 472 et suiv.

De Gaulle, *Histoire de Paris*, in-8°. — Paris, Pourrat frères, 1839. — T. IV, p. 124.

J.-A. Dulaure, *Histoire physique et morale de Paris.* — Paris, in-8°, 7ᵉ édition, augmentée par J.-L. Belin. Bureau des publications illustrées, 1847. — T. II, p. 534 et suiv.

Edmond Texier, *Tableau de Paris.* — Paris, in-4°, Paulin et Le Chevalier, 1852. — T. II, p, 250.

Touchard Lafosse, *Histoire de Paris.* — Paris, in-8°, Dion et Lambert, 1853.

Lebeuf, *Histoire de la ville et de tout le diocèse de Paris*, édition Cocheris, in-8°. — Paris, Durand, 1863. — T. II, p. 168.

Amédée Gabourd, *Histoire de Paris depuis les temps les plus reculés jusqu'à nos jours*, in-8°. — Paris, Gaume frères et Duprey, 1865. — T. IV, p. 61.

Paris Guide, par les principaux écrivains et artistes de la France. — Paris, 1867, A. Lacroix, Verboeckhoven et Cie, in-8° petit.

Ruprich Robert, *L'église et le monastère du Val-de-Grâce*, in-4°. — Paris, V. A. Morel et Cie, 1875.

Souvenirs de la fin du XVIII° *siècle et du commencement du* XIX° *ou Mémoires de R.-D.-G.* (Desgenettes). — Paris, 1835, in-8°, 3 vol., Firmin-Didot (Ouvrage très rare). — T. III, p. 22 et suiv., 80-86.

Gama, *Discours prononcé le 7 novembre 1885.* Recueil des mémoires de médecine militaire, 1836. — T. XXXIX, p. 371.

Gama, *Esquisse historique du service de santé militaire.* — Paris, 1846, Germer-Baillière.

Fournier Pescay, *Dict. de méd.* en 60 volumes. Art. *Médecine militaire*, p. 510. — Paris, 1819.

H. Larrey, *Notice sur l'hygiène des hôpitaux militaires.* — Paris, 1862.

Legouest, *De la salubrité des hôpitaux militaires.* Discours prononcé à la Société de chirurgie, 1864.

Discours de Baudens (Histoire du Val-de-Grâce). Recueil des mémoires de médecine militaire, 1843.—Vol. LV, p. 524.

Notice sur le monastère du Val-de-Grâce, par M. l'abbé Bertrand de Beuvron, aumônier de l'hôpital. — Paris, 3ᵉ édition, A. Josse, 1873.

J. Lair, *Louise de La Vallière et la jeunesse de Louis XIV.* — 2ᵉ édition, E. Plon. — Paris, 1882.

1655. Bibliothèque Mazarine. — Manuscrit nº 2262. *De ce qui se passa dans le monastère du Val-de-Grâce, lorsque M. le chancelier Séguier y entra pour visiter les cabinets de la reine, en présence de Sa Majesté, et y chercher les lettres qu'elle avait reçues du cardinal infant d'Espagne, son frère.*

Même manuscrit. — *Dessein étrange et antichrétien du cardinal de Richelieu.*

1670. Bibliothèque Mazarine. — In-folio. — Paris, nº 3318 B. — *Mémoire pour Monseigneur l'évêque de Soissons contre les dames abbesse et religieuses de l'abbaye royale du Val-de-Grâce, et les R. R. P. P. prieur et religieux bénédictins de l'abbaye Saint-Corneille de Compiègne, diocèse de Soissons* (sans nom d'auteur).

Archives de l'hôpital du Val-de-Grâce.

1794. *Registre des malades*, commencé le 1ᵉʳ frimaire an III (17 novembre 1794), fini le 28 prairial an IV (17 juin 1796).

Ce registre ne porte pas de nom d'hôpital. Il a été commencé à l'hôpital du Gros-Caillou, puis porté et continué au Val-de-Grâce, après l'évacuation des malades du premier hôpital sur le second.

1795. *Registre journalier des entrants, sortants et décédés,* du 1ᵉʳ brumaire an IV (23 octobre 1795) au 30 thermidor an IV (18 août 1796).

1797. *Registre des décès de l'hôpital militaire du Val-de-Grâce*, du 16 ventôse an V (7 mars 1797) au 1ᵉʳ brumaire an XI (23 octobre 1802).

1800. *Registre des correspondances* (1) 8 messidor an VIII (27 juin 1800). Lettre demandant que les salles soient désignées par des noms de bataille, au lieu de l'être par des numéros.

Même date. — Lettres demandant que la désinfection des vêtements des malades soit opérée par la chaleur employée d'une manière convenable.

3 thermidor an VIII (22 juillet 1800). — Lettre se plaignant du gaspillage entraîné par la multiplicité des individus.

Même date. — Lettre rendant compte que le citoyen Champion habite abusivement l'hôpital depuis cinq mois.

Même date. — Lettre demandant des réparations au puits du jardin, l'eau d'Arcueil étant insuffisante.

15 thermidor an VIII (3 août 1800). — Un abonnement est proposé à l'économe ; celui-ci n'y consent que très difficilement, à cause de la multiplication des employés.

(1) Toutes les lettres sans indication de personnes sont du conseil au directoire central.

Même date. — Transmission d'une lettre du citoyen Champion demandant qu'on lui conserve son logement, parce qu'une place lui est promise.

23 thermidor an VIII (11 août 1800). — Le balayeur Schmitz demande que sa place soit rendue inamovible.

27 thermidor an VIII (15 août 1800). — Lettre du conseil au citoyen Champion, l'informant que le directoire central lui conserve son logement jusqu'au 10 fructidor.

15 fructidor an VIII (2 septembre 1800). — Lettre se plaignant du désordre de la maison.

4ᵉ jour complémentaire an VIII (21 septembre 1800). — Observations sur le jardin.

7 vendémiaire an IV (29 septembre 1800). — Lettre au citoyen Champion lui enjoignant de remettre les clefs, le 15, au citoyen économe.

13 brumaire an IX (4 novembre 1800). — Mᵐᵉ Desgenettes, dont le mari est en Égypte, a conservé, sans en avoir le droit, son appartement au Val-de-Grâce.

13 frimaire an IX (4 décembre 1800). — Arrêté des consuls : les fonctions de directeur central et des conseils d'administration des hôpitaux militaires sont purement civiles. Lettre accusant réception de cet arrêté.

29 vendémiaire an X (21 octobre 1801). — Réclamation de la maîtresse lingère, Mᵐᵉ Vendôme, au sujet de certaines ouvrières qui ne travaillent qu'autant que bon leur semble.

27 brumaire an X (18 novembre 1801). — La maison de la rue d'Enfer (hôtel de Saluces) est occupée abusivement par bon nombre d'officiers de santé.

1ᵉʳ pluviôse an X (21 janvier 1802). — Accusé de réception de l'arrêté des consuls, du 23 nivôse, portant que l'hôpital de Saint-Denis sera évacué sur le Val-de-Grâce.

3 pluviôse an X (23 janvier 1802. — Lettre annonçant

qu'on s'occupe des préparatifs pour la réception des malades de Saint-Denis.

4 pluviôse an X (24 janvier 1802). — Lettre appuyant les termes de la lettre précédente.

5 pluviôse an X (25 janvier 1802). — Lettre annonçant que le Val-de-Grâce est prêt à recevoir mille malades.

12 pluviôse an X (1er février 1802). — Lettre invitant le directoire central à ordonner le versement des effets destinés aux deux espèces de maladies qui seront désormais traitées au Val-de-Grâce. Plusieurs galeux et consorts ont déjà été reçus à l'hôpital.

17 pluviôse an X (6 février 1802). — Lettres non officielles aux citoyens Gau, directeur des fonds, et Dubreton, commissaire-ordonnateur. La réunion de l'hôpital de Saint-Denis à celui du Val-de-Grâce est suspendue — plaintes à ce sujet.

3 ventôse an X (26 février 1802). — Les galeux et autres reçus au Val-de-Grâce sont évacués sur l'hôpital Saint-Denis.

23 ventôse an X (14 mars 1802). — Lettre accusant réception de l'arrêté des consuls du 13 ventôse, rapportant celui du 23 nivôse dernier.

28 prairial an X (19 juin 1802). — Lettre transmettant la pétition des malades demandant l'exercice du culte dans l'église du Val-de-Grâce.

18 janvier 1808. — Lettre du commissaire-ordonnateur au commissaire des guerres. — L'hôpital du Gros-Caillou se trouvant encombré, les blessés et fiévreux de la garde impériale seront admis au Val-de-Grâce.

12 janvier 1808. — Lettre du commissaire-ordonnateur au commissaire des guerres Fradiel. — Les chevaux-polonais et fusiliers de la garde seront traités aux hôpitaux militaires du Val-de-Grâce et de Saint-Denis.

Archives du ministère de la guerre. — Un seul registre,

grand in-folio; état des officiers de santé de l'armée de terre, 1793 à 1797.

Archives nationales. — Liasse S. 4550. — Titres de propriété de maisons sises au faubourg Saint-Jacques, et d'un terrain de 334 toises, compris dans l'enclos du monastère.

Liasse S. 4553. — Baux des appartements situés dans le couvent.

Liasse S. 4554. – Titres de propriété de maisons sises rue du Faubourg-Saint-Jacques.

Liasse F. 15. 395. — Compte rendu par les citoyens Desoteux, Bayen et Coste, commissaires pour la visite au Val-de-Grâce, 11 mai 1793.

Liasse F. 13. 395. — Description des bâtiments, jardins et dépendances composant la ci-devant abbaye du Val-de-Grâce, disposée à l'usage d'un hôpital.—Rousselle, architecte, 20 messidor an III (9 juillet 1795).

Liasse F, 13. 736. — Lettre du général Dejean au ministre de la guerre. La maison des Carmélites devenant caserne de cavalerie, il est indispensable de transporter dans un autre local le magasin qui y est établi. 5 vendémiaire an XII (27 septembre 1803).

Même liasse. — Lettre du général Dejean demandant à utiliser, comme magasin, les bas côtés de l'église. 27 pluviôse an XII (16 février 1804).

Même liasse. — Lettre du ministre de l'intérieur qui consent à ce que les bas côtés de l'église servent de magasin. 2 ventôse an XII (21 février 1804).

Même liasse. — Lettre du ministre de l'intérieur répondant à la guerre que la grille sur la rue Saint-Jacques est une dépendance de l'hôpital. 27 pluviôse an XIII (16 février 1805).

Même liasse. — Lettre du général Dejean qui demande des réparations pour l'église servant de magasin. 21 fructidor, an XIII (13 sept. 1805).

Même liasse. — Rapports du général Dejean sur les réparations urgentes à faire au dôme qui a été dégradé par l'ouragan du 2 déc. 1806. 24 janvier et 7 mars 1807.

Même liasse. — Long rapport du ministre de la guerre demandant l'ajournement de l'exécution du décret impérial du 6 janvier 1807, qui ordonne le percement de la rue d'Ulm et son prolongement à travers le jardin du Val-de-Grâce. 8 juin 1808.

Même liasse. — Lettre du commissaire-ordonnateur se plaignant du mauvais état des fenêtres du dôme. 3 janvier 1809.

Même liasse. — Note du ministre de l'intérieur. Avant 1808 l'église était entretenue sur les fonds des bâtiments civils. 10 janvier 1809.

Même liasse. — Le comte Dejean réclame la lettre de l'empereur du 12 mars 1808, qui fait passer l'église du Val-de-Grâce au département de la guerre. 20 février 1809.

Même liasse. — Rapport du ministre de l'intérieur établissant que dans le principe l'église a été placée dans les attributions du ministre de l'intérieur, comme *monument conservé sous le rapport de l'art*, et qu'elle a été remise à la guerre le 27 avril 1809. 10 décembre 1809.

Même liasse. — Lettre du ministre des cultes demandant que l'autel de l'église du Val-de-Grâce soit transporté dans l'église des Invalides. Décembre 1809.

Moniteur et Journal militaire.

Loi du 19 septembre 1792. — L'Assemblée nationale, après avoir décrété l'urgence, décrète ce qui suit : 1° Les veuves et orphelines des défenseurs de la patrie tués à la guerre seront de préférence employées pour le service des infirmeries invalides et des hospices militaires.

Décret du 2 janvier 1793. — La Convention nationale,

sur la proposition d'un de ses membres, décrète que la seconde année de la République datera du 1er janvier 1793. (Ce décret n'a pas reçu son exécution, sauf pendant quelques mois.)

Décret du 31 juillet 1793. — La Convention nationale, ouï son comité d'aliénation, autorise le ministre de la guerre à faire servir la maison nationale du Val-de-Grâce à un hôpital militaire, et charge la régie nationale de faire préalablement constater l'état des lieux contradictoirement avec les agents du ministre.

Décret du 7 août 1793, sur le service de santé des armées et des hôpitaux militaires.

Titre Ier. — § 1. — Art. 1er. — Les hôpitaux spécialement consacrés au traitement des troupes de la République, porteront le nom d'*hôpitaux militaires*.

Art. 2. — Ils seront divisés en hôpitaux d'instruction, en hôpitaux fixes.

§ 2. — Art. 1er. — Il sera formé dans les hôpitaux de Lille, Metz, Strasbourg et Toulon, des cours de science et de pratique, sous la direction du Conseil de santé central.

Art. 2. — Ces hôpitaux serviront à la fois d'hospices pour les malades, d'écoles pour les officiers de santé, de magasins et de dépôts de fournitures et effets d'hôpitaux pour les armées.

Décret du 19 août 1793, qui suspend l'exécution du décret du 7 du présent mois, relatif à l'organisation des hôpitaux militaires. La Convention nationale suspend l'exécution du décret du 7 du courant, relatif à l'organisation des hôpitaux militaires, et le renvoie au Comité de la guerre, pour en proposer une nouvelle rédaction.

Décret du 28 nivôse an II (19 janvier 1794). — La Convention décrète que les linges des églises supprimées seront mis à la disposition des hôpitaux militaires.

Loi du 3 ventôse an II (22 février 1794) relative au service de santé des armées et des hôpitaux militaires.

Titre II. — Sect. 2. — Art. 1er. — Des cours d'instruction seront établis dans les hôpitaux dont la position paraîtra convenable, d'après l'avis motivé de la commission de santé, et les ordres du conseil exécutif provisoire.

Décret du 7 ventôse an II (26 février 1794). — La Convention décrète que le Val-de-Grâce formera un hospice pour les femmes en couches et les enfants abandonnés.

Décret du 10 vendémiaire an IV (2 oct. 1795). — La Convention nationale décrète que la maison dite du Val-de-Grâce servira d'hôpital militaire pour la légion de police. L'établissement de santé déjà commencé au Val-de-Grâce sera transporté à la maison de la Bourbe, et à l'ancien substitut de l'Oratoire ; charge le Comité de salut public de l'exécution du présent.

Loi du 17 vendémiaire an IV (6 oct. 1795) relative à l'hôpital militaire établi au Gros-Caillou.

La Convention nationale décrète :

Art. 1er. — Deux membres du comité des secours publics surveilleront le service de l'hôpital militaire établi au Gros-Caillou.

Art. 2. — Il y aura chaque jour à cet hôpital un membre du conseil de santé pour faire le service.

Art. 3. — Le commissaire-ordonnateur des guerres de la division est tenu de s'y rendre également chaque jour.

Art. 4. — ... fournitures et médicaments...

Art. 5. — Tous les trois jours, le comité des secours publics rendra compte à la Convention nationale de l'état de santé des braves défenseurs de la patrie, qui ont été blessés en combattant et terrassant le royalisme sous ses murs.

Art. 6. — Le comité des secours est chargé de prendre des informations sur les plaintes portées contre les administrateurs et employés à l'hôpital du Gros-Caillou, pour les faire punir conformément aux lois.

Règlement du 5 vendémiaire an V (27 sept. 1796) concernant l'enseignement de l'art de guérir dans les hôpitaux militaires. Le ministre de la guerre désirant mettre promptement en activité les cours établis dans les grands hôpitaux militaires permanents par la loi du 3 ventôse an II, par le règlement du 26 prairial an IV..... il sera fait des cours d'instruction sur les diverses parties de l'art de guérir, dans les hôpitaux militaires permanents de Lille, Metz, Strasbourg, Toulon et Paris.

Décret du 8 vendémiaire an VII (30 septembre 1798). — Le ministre de la guerre met les hôpitaux militaires en régie intéressée.

Arrêté des consuls du 13 frimaire an IX (4 déc. 1800). — Les fonctions de directeur central, et des conseils d'administration des hôpitaux militaires sont purement civiles.

Arrêté des consuls du 9 frimaire an XII (3 novembre 1803). — Les hôpitaux militaires d'instruction sont supprimés.

Circulaire du général Dejean, du 3 frimaire an XIII (24 nov. 1804). — L'intention du gouvernement est que l'on s'occupe dans tous les hôpitaux militaires de l'empire, de l'instruction des élèves qui y sont employés. Je désire surtout que l'on profite de la saison actuelle pour les dissections, et pour former les jeunes chirurgiens au manuel des grandes opérations.

Décret impérial du 10 avril 1806. — Les conseils d'administration des hôpitaux militaires sont supprimés. Les conseils seront remplacés par un seul fonctionnaire chargé, sous la dénomination d'inspecteur, de la surveillance du service administratif, et par un économe comptable, qui sera tenu de fournir un cautionnement en immeubles.

Ordonnance royale du 30 décembre 1814. — Les quatre hôpitaux militaires du Val-de-Grâce, à Paris, de Lille, Metz et Strasbourg sont érigés en hôpitaux d'instruction.

Arrêté du Ministre de la guerre, du 17 avril 1816, fixant le mode d'enseignement dans les hôpitaux militaires d'instruction établis par l'ordonnance royale du 30 décembre 1814.

Ordonnance royale du 12 août 1836, relative à l'organisation du corps d'officiers de santé militaires. Titre III. Trois hôpitaux militaires d'instruction sont établis dans les villes de Strasbourg, Metz et Lille, et un hôpital de perfectionnement à Paris.

Décret du 3 mai 1848, portant réorganisation du service de santé de l'armée. Art. 1er. Les officiers de santé de l'armée de terre forment un corps distinct sous le titre de corps des officiers de santé militaires, le corps fonctionne par l'action de ses chefs directs.

Décret du 23 avril 1850, supprimant les hôpitaux militaires d'instruction. Art. 1er. L'hôpital de perfectionnement du Val-de-Grâce, et les hôpitaux d'instruction de Lille, de Metz, de Strasbourg, cesseront de fonctionner comme établissements d'instruction à dater du 1er mai 1850.

Décret du 9 août 1850, instituant une école d'application de la médecine militaire. Art. 1er. Les docteurs en médecine admis à servir dans l'armée feront un stage d'une année à l'hôpital du Val-de-Grâce, qui devient école d'application de la médecine militaire.

Décret (organique), du 23 mars 1852, relatif à l'organisation du corps de santé de l'armée de terre. — IVe section. § 7. Il est institué une école dans laquelle sont réunis les élèves des facultés qui se destinent au corps de santé de l'armée de terre.

Décret du 13 novembre 1852, portant organisation de l'école spéciale de médecine et pharmacie militaires au Val-de-Grâce.

Loi du 16 mars 1882, sur l'administration de l'armée. Articles 16 et 37.

TABLE

MONASTÈRE DU VAL-DE-GRACE

Origines de la maison du Val-de-Grâce; fief de Valois. 1
Il passe dans la maison de Bourbon 1
Il est octroyé à Louise de Savoie 3
Elle le donne à son médecin, Chapelain 3
Anne d'Autriche et l'abbesse de Véni d'Arbouze . . . 4
Historique de la maison du Val-Profond de l'ordre de
    St-Benoît 5
Achat du petit Bourbon par Anne d'Autriche, et trans-
    lation de la communauté des bénédictines d'une
    maison à l'autre 7
Construction d'un nouveau cloître 8
Petits faits d'intérieur 9
Construction de l'église et du monastère du Val-de-
    Grâce 11
Architectes, sculpteurs, peintres. 17
Histoire du groupe de la nativité. 18
Dispositions de l'ancien monastère, et de son entourage 22
Erection de la statue de D. Larrey. 27
Suppression du couvent et dispersion de la commu-
    nauté en 1790 32
Vie intérieure, ressources de la communauté. 33
Les cœurs des morts de la famille royale sont portés
    au Val-de-Grâce. 36
Le Val-de-Grâce a le droit de réclamer les premières
    chaussures des enfants de la famille royale. 41
Rapports d'Anne d'Autriche avec la maison et les sœurs
    du Val-de-Grâce. 43

Episodes de la naissance de Louis XIV, de la recherche faite par le chancelier Séguier, du dessein antichrétien de Richelieu, de la visite de don Juan d'Autriche. 44-45-68

Maladie et mort d'Anne d'Autriche 49

Mademoiselle de La Vallière. 53

Hopital du Val-de-Grace

Création de l'hôpital militaire du Val-de-Grâce 59

Constatation de l'état des lieux de la ci-devant abbaye du Val-de-Grâce, rapports au conseil de santé. . . . 65

Désignation et histoire du premier haut personnel médical de l'hôpital. 68

Nombre des malades. 71

Succursale de Picpus 71

Réunion de l'hôpital de St-Denis à celui du Val-de-Grâce, décrétée, non exécutée 72

Plusieurs changements dans le mode d'administration de l'hôpital. 74

Faits d'intérieur, situation difficile des directeurs . . . 76

L'église devient un dépôt d'effets d'habillement, puis de médicaments de la pharmacie centrale 82-83

Elle est rendue au culte le 16 avril 1826, et la chapelle du Saint-Sacrement à la fin de l'année 1855 . . 84

Le Val-de-Grâce devient hôpital d'instruction; ses différentes phases en cette qualité. 85

Construction de nouveaux bâtiments. 89

L'hôpital du Val-de-Grâce pendant les deux sièges de Paris, 1870-1871 90

Médecins et chirurgiens en chef de l'hôpital depuis sa fondation. 97

Superficie des terrains; fonctionnement des services. . 98

Livre d'or de la médecine militaire 99

Notes et pièces juificatives 111

Paris. — Imprimerie G. Rougier et Cie, rue Cassette, 1.

www.ingramcontent.com/pod-product-compliance
Lightning Source LLC
LaVergne TN
LVHW021750090726
842862LV00028B/679